“十二五”国家重点图书出版规划项目

中医优势治疗技术丛书

◆ 总主编 周 然 张俊龙

脐 疗

编著 高海宁

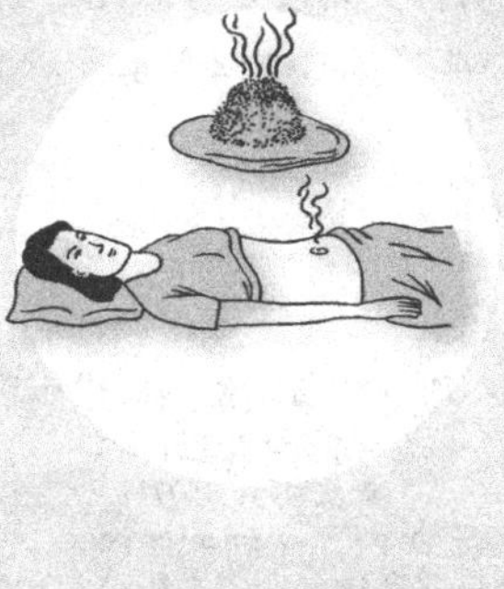

科 学 出 版 社
北 京

内 容 简 介

全书内容共分上、下两篇。上篇脐疗优势治疗技术概论，系统介绍了脐疗优势治疗的学术源流、基本原理、药物制备、技术规范、操作规程、适应证和禁忌证及注意事项。下篇脐疗优势治疗技术的临床应用收录了内、外、妇、儿、男性、皮肤、五官等科共约 80 种常见病证，在脐部运用传统药物敷脐法、膏药贴脐法、灸脐法、熨脐法等多种脐疗良方妙法，方法简单，可操作性强，且无毒副作用。

本书图文并茂，深入浅出，可适用于广大基层临床医生阅读，也可供适宜人群参考。

图书在版编目（CIP）数据

脐疗／高海宁编著．—北京：科学出版社，2014.6

（中医优势治疗技术丛书/周　然，张俊龙主编）

ISBN 978-7-03-041264-5

Ⅰ．脐…　Ⅱ．高…　Ⅲ．脐-中药外敷疗法　Ⅳ．R244.9

中国版本图书馆 CIP 数据核字（2014）第 128442 号

责任编辑：郭海燕　曹丽英／责任校对：郭瑞芝

责任印制：吴兆东／封面设计：王　浩

绘图：北京眺艺企业形象策划工作室

科学出版社 出版

北京东黄城根北街 16 号

邮政编码：100717

http://www.sciencep.com

北京盛通数码印刷有限公司印刷

科学出版社发行　各地新华书店经销

*

2014 年 6 月第　一　版　开本：B5（720×1000）

2024 年 1 月第十次印刷　印张：13 3/4

字数：243 000

定价：39.80 元

（如有印装质量问题，我社负责调换）

《中医优势治疗技术丛书》总编委会

总 主 编 周　然　张俊龙

副总主编 张　波　冀来喜　郭　蕾　施怀生　田岳凤　赵建平　雷　鸣

成　　员（按姓氏笔画排序）

于晓强　王　军　王玉壁　王海军　韦　玲

毋桂花　成金枝　乔之龙　乔云英　任剑锋

刘　宁　闫川慧　关　芳　许凯霞　芦　玥

李　莉　李　蕾　李希贤　李建仲　李钦青

李晓亮　杨俊刚　吴秋玲　张卫东　张天生

张斌仁　陈筱云　武峻艳　金晓飞　孟立强

赵　琼　侯玉铎　贺文彬　贺振中　袁　叶

柴金苗　高海宁　曹玉霞　葛惠玲　韩国伟

程艳婷　焦黎明　窦志芳　樊凯芳

总 前 言

中医学历经几千年的发展，形成了独特的理论体系和完善的治疗技术体系。其治疗技术体系大体分为两类，一为遣方用药。它被作为中医治疗疾病的主体方法。时至今日，我们中医临床工作者诊疗疾病多处方开药，人民群众也多选择服用汤丸膏散等内服药物祛病疗疾。概因理法方药为中医辨证论治体系的高度概括。二为中医优势技术。翻开一部中医学的发展简史，我们不难看到，人们在经历了长期的无数次实践以后，早在新石器时代，就已经会运用针法、灸法、按摩术、止血法这些原始的、朴素的、简单的医疗技术。从砭石到九针，从针刺到药物贴敷，从神农尝百草到丸散膏丹汤饮酒露的制剂技术，从推拿正骨手法到小夹板的应用，这些都是时代的创造、医家的发明，都是当时社会发展条件下的医学领域的领先技术。经过历代医家的不懈努力和探索，这些技术内容丰富、范围广泛、历史悠久，体现了其临床疗效确切、预防保健作用独特、治疗方式灵活、费用比较低廉的特点，传承着中医学的精髓和特色。

这些优势技术或散见于民间，或零散于古籍记录，或濒临失传，面临着传承和弘扬的两大难题。2009年，国务院出台的《关于扶持和促进中医药事业发展的若干意见》中就强调指出："老中医药专家很多学术思想和经验得不到传承，一些特色诊疗技术、方法濒临失传，中医药理论和技术方法创新不足。"也有专家痛心疾首地指出，"近年来，中医药特色优势淡化，手法复位、小夹板等'简、便、验、廉'的诊疗手段逐渐消失或失传。"由此可见，传承、发展并不断创新中医技术迫在眉睫、刻不容缓。

近年来的医改实践证明，中医药在满足群众医疗保健需求、减缓医药费用上涨、减轻患者和医保负担等方面发挥了很好的作用，缓解了群众看病就医问题，放大了医改的惠民效果。人民群众对中医药感情深厚、高度信赖，中医药作为一种文化已经深深地渗入中国百姓的日常生活当中。中医的一些技术特别是非药物方法，普通百姓易于接受、也易于掌握使用，可获得性强，适用于广大人民群众的养生保健和疾病治疗，很多人自觉不自觉地运用中医药的理念和优势技术进行养身健体、防治疾病。

传承和发展中医药技术是每一名中医药人的使命担当。正如国医大师邓铁涛教授所说："中医之振兴，有赖于新技术革命；中医之飞跃发展，又将推动世界新技术革命"。我们山西中医学院将学科发展的主攻方向紧紧锁定中医药技术创新，不断深化学科内涵建设，凝练学科研究方向，组建优势技术创新研发团队，致力于中医药技术的研究、开发、规范制定和应用推广，以期推动中医药技术的创新和革命，为人民群众提供更多的中医药技术储备和技术应用。

因此，我们组织既有丰富临床经验，又有较高理论素养的专家学者，编写了这套《中医优势治疗技术丛书》。丛书以中医优势治疗技术为主线，依据西医或中医的疾病分类方法，选取临床上常见病、多发病为研究对象，突出每一种优势技术在针对这些常见病、多发病治疗时的操作规程，旨在突出每一项技术在临床实践中的知识性、实用性和科学性。

这套丛书既是国家"十二五"科技支撑计划分课题"基层卫生适宜技术标准体系和评估体系的构建及信息平台建设研究和示范应用"、国家中医药管理局重点学科"中医治疗技术工程学"和山西省特色重点学科"中医学优势治疗技术创新研究"的阶段性研究成果，也是我们深入挖掘、整理中医药技术的初步探索，希望能够指导基层医疗卫生机构和技术人员临床操作，方便中医药技术爱好者和家庭自疗者参考使用。

2014年3月

目　录

上篇　脐疗优势治疗技术概论

下篇　脐疗优势治疗技术的临床应用

上篇

脐疗优势治疗技术概论

1　脐疗的学术源流

脐疗法有着悠久的历史，它是在古代药熨、敷贴的基础上发展起来的。在原始社会里，人们为了生存，常常与猛兽做斗争，受伤后他们用树叶、草茎、兽皮、泥灰等涂敷伤口，发现有些植物外敷能减轻疼痛和止血，甚至可以加快创伤的愈合；使用砭石刺血治病，这便是外治法的起源，也可以说是医疗的萌芽。

随着社会生产力的发展和文字的出现，医学经验的积累和传播得以突破性发展。殷商时期，巫医盛行，有巫医太乙真人和巫医彭祖，分别创有太乙真人熏脐法和彭祖熏脐法，以防治疾病、养生延年，使彭祖年寿八百。此说的真实性有待考虑，但脐疗法能防治疾病、益寿延年却是可能的事。

春秋战国时期的帛书《五十二病方》，全书共 300 方，现整理好 283 方，其中外治法达一半以上。在外治法中，有熏、浴、洒、沃、敷、涂、膏、封等用法，诸法中就包括肚脐填药、敷药、涂药及角灸脐法。

秦汉时期，脐疗法开始从一般运用逐渐上升到理论上的初步探索。《黄帝内经》对脐的论述中有脐与十二经脉、五脏六腑相关学说的论述，也有脐的生理、病理、诊断、治疗和预后等，为脐疗法的发展奠定了坚实的理论基础。

晋代，皇甫谧在其所著的《针灸甲乙经》中，明确指出脐中禁刺，并运用灸脐疗法治疗不孕症、水肿、腹水、腹痛、肠鸣等病症，至今仍有临床指导意义。晋代医家葛洪在《肘后备急方》中开始运用食盐等填入脐以治疗疾病，“（霍乱）苦烦闷凑满者……以盐内脐中灸二七壮”，这实际上开创了药物灸脐法的先河。

隋唐时期，孙思邈《千金要方》和《千金翼方》，王焘《外台秘要》等书籍，广泛记载了脐疗法，如《千金要方》中有“治虚寒腹痛，上吐、下泻，以吴茱萸纳脐，帛布封之”。此外，孙氏的宝贵经验，足以为我们临床提供借鉴。在此时期，还发明了许多脐疗膏药，如今仍然用的“紫金膏”、“太乙膏”等均源于此时。

宋金元时期，脐疗法得到了更好的发展。在《太平圣惠方》、《圣济总录》、《本事方》、《扁鹊心书》、《南阳活人书》等医籍中，对脐疗的记载颇多，其运用之验，制法之精，是前所未有的。如《太平圣惠方》治“卒中，不知人，四肢厥逆，附子研末置脐上，再灸之，可活人。”《圣济总录》中“腹中寒冷，泄泻久不愈，暖脐膏贴脐，则病已。”可见宋金元时期脐疗已得到了普遍的应用。

明代，脐疗的应用更加普遍。李时珍在《本草纲目》中载有大量的脐疗方剂，用于许多疾病。如治“小儿盘肠，内钓腹痛，用葱汤洗儿腹，仍以炒葱捣贴脐上，良久，尿出痛止。”“治大腹水肿，以赤根捣烂，入元寸贴脐心，以帛束定，得小便利，则肿消”。张介宾《类经图翼》，对脐的生理及其重要性做了理论上的阐述。此外，李中梓《医宗必读》、杨继洲《针灸大成》均有脐疗的论述或记载。说明明代对脐疗的应用更加普遍，方剂日益增多，内容更加充实。

清朝，脐疗法得到了空前的应用。清政府组织编写的医学丛书《医宗金鉴》中，明确指出神阙穴“主治百病”，用葱白捣烂加麝香少许敷脐，加以冷热刺激，治疗小便癃闭点滴难出之证。足见脐疗在当时已被宫廷广泛接受。晚清，这一疗法已经被普遍应用，当时浙江外治专家吴师机的专著《理瀹骈文》的出现，使脐疗法发展到了更臻于完善的境界。在脐疗理论方面，吴师机对脐疗的作用原理、药物选择、用法用量、注意事项及辨证施治等方面，都从莅临上做了系统的论述，使脐疗形成了独特的理论体系。在临床治疗方面，记载有贴脐、填脐、纳脐、涂脐、敷脐、掺脐、蒸脐、灸脐等疗法的验方达数百之多，并用以通治内、外、妇、儿、五官、皮肤等各科疾患。学习和研究脐疗者，《理瀹骈文》是第一部必读之著作。

当代，随着中医事业的发展，脐疗在理论探讨和临床应用中都有了不少发展和创新。但在20世纪70年代以前，较少有人问津，至70年代后期和80年代初期，人们才又逐渐重新发现和注意到这一宝贵遗产，尤其是近年来，越来越多的人开始意识到脐疗的优越性。现代医学科学技术对脐疗法进行了多方面的探索，也取得了可喜的成果。研究表明：脐疗有提高集体免疫力、抗衰老、抗肿瘤、抗过敏、调节自主神经、改善微循环的作用。

2 脐疗的基本原理

脐疗法，是中医治疗疾病的一种古老的外治方法，是利用少量中草药敷贴于脐中穴，通过脐部对药物的吸收，激发经络之气，以疏通经络、调和气血、调整脏腑的阴阳平衡，从而达到治疗目的的一种疗法。对于其基本原理，概括诸多医家认识，有以下看法：

2.1 经络作用

经络学说认为，经络是特有的人体结构和组成部分之一，是人体运行气血的通道，是沟通内外、上下的一个独特系统，它内属于脏腑，外络于肢节，遍布全身，将人体脏腑组织器官联系成为一个有机的整体。经络系统包括十二经脉、奇经八脉、十二经别、十五络脉及其外围所联系的十二经筋和十二皮部。其中十二经脉是主题，奇经八脉具有沟通、联络和统帅十二经脉的作用，可以主导调节全身经脉、脏腑气血的盛衰。

脐，即是奇经八脉之一“任脉”上的一个重要穴位，名神阙，又名脐中、气舍、维会、命蒂、前命门等。脐既与十二经脉相连，也与十二脏腑和全身相通，为经络之总枢，经气之汇海，通过任、督、冲、带四脉而统属于全身经络，联系五脏六腑。在正常情况下，任督冲带经气相通，阴阳相济，调节各脏腑、经脉的正常生理活动。若各部气血阴阳发生病理改变，通过刺激神阙穴调整任督冲带的功能，可达到“阴平阳秘，精神乃治”的目的。

2.2 药物作用

药物脐疗法是将药物敷于脐窝而防治疾病的一种疗法，药物通过脐穴皮肤的渗透和吸收作用，使药物进入血液，参与血液循环，发挥治疗作用。同时通过药物对脐穴的刺激，以激发经络之气，通过血管的吸收和输送，发挥明显的药理作用。所以，清代外治专家吴师机的《理瀹骈文》中说：“外治之理，即内治之理；外治之药，亦即内治之药；所异者，法耳！”其意是说贴脐疗法是属于外治之法，虽然给药途径和方法与内治法不同，但其治疗疾病的原理是一致的。脐联系全身经脉，药物经脐部皮肤吸收后，可循经络贯穿全身，直达病所而起治疗作用。

解剖学表明：脐在胎儿时期，表面包有羊膜，内有一对脐动脉、一条脐静脉以及结缔组织。胎儿出生切断脐带包扎后，脐动脉与脐静脉逐渐封闭。脐静脉在脐到肝的一段成为肝圆韧带，肝后缘到下腔静脉间的一段成为静脉韧带。脐动脉封闭后所残存的遗迹居脐外侧壁中，成为脐外侧韧带。脐的结构从外至内依次为皮肤、致密瘢痕组织、脐筋膜和腹膜壁层。内部是小肠。脐部腹部下有动脉、静脉分支。脐区受第10肋间神经前皮支的内侧支支配。

随着皮肤生理、生化和理化研究的进展，人们发现肚脐具有皮肤薄、敏感度高、含有大量微血管 、渗透性强、吸收力快等特点。脐在胚胎发育过程中为腹壁最后闭合处，表皮角质层最薄，屏障功能较差，且脐下无脂肪组织，皮肤筋膜和腹膜直接相连，故渗透力强。药物分子较易透过脐部皮肤的角质层，进入细胞间质，迅速弥散入血而通达全身。

从解剖部位来看，脐部靠近盆腔和腹腔，此处有腹腔丛、肠系膜间丛、腹下丛及盆腔丛等自主神经丛存在，还有最主要的神经节，如腹腔节、肠系膜节、主动脉肾节、肠系膜下节等。它们支配腹腔和盆腔内所有的脏腑器官和血管。

可见，脐部既是人体最重要的部位，也是最敏感、最有利于药物吸收的部位。

2.3　神经作用

根据近年尸体解剖观察发现，在穴位（包括脐中穴）的各层组织中，往往具有丰富的神经末梢、神经丛和神经束。根据各家对经络的见解，都认为经络与周围神经、中枢神经、神经节段有着密切的关系，因而药物贴脐作用于经络的同时，也必然作用于神经。现代研究表明，不断地刺激脐部皮肤，会使脐部皮肤上的各种神经末梢进入活动状态，以促进人体的神经、体液调节作用和免疫功能，改善各组织器官的功能活动，达到防治疾病的目的。

3 脐疗的药物制备

3.1 脐疗的用药特点

脐疗是常用的外治疗法。吴师机在《理瀹骈文》中对外治法用药的特点有精辟论述，堪为脐疗用药之准则，因其与内服药物不同，故概述如下：

1）必须配伍善于通经走络、开窍透骨、拔毒外出之品为引。如常用的有姜、葱、蒜、韭、白芥子、花椒、蓖麻子、凤仙草、轻粉、穿山甲、冰片等，可根据不同情况酌选 1～3 味即可。

2）脐疗用药，一般应是气味俱厚之品，或力猛有毒之药，且多生用，如半夏、苍术、吴茱萸等。因其药力从外而入，气味清淡之品不易收效。

3）多用温通、有芳香气味的药物，如丁香、乳香、樟脑等，以有利于药物吸收和促进气血流通。

4）脐部给药，热药较凉药效果好，攻药较补药见效快。

5）若用膏药贴脐，选用补药时多用血肉有情之品，如羊肉、猪肾、牛胞衣等。

3.2 脐疗的用药剂型

1）散剂：将药物制成细末。使用时取适量填脐内，外用纱布、胶布固定。

2）糊剂：将药物研细末，再用适当的溶剂（如水、醋、酒、唾液、鸡蛋清、凡士林、蜂蜜等）调成糊状，外敷脐部，上盖纱布，胶布固定。

3）饼剂：将药物研末后，加少许溶剂（多用水）调成饼状（比糊状硬）；或将药物研末后，加用一些鲜药（如葱白等）捣在一起，制成饼状。然后贴敷脐部。

4）膏剂：是将药物研细末后配香油、黄丹等炼制而成。用时烘热烊化贴脐部。

5）丸剂：药物研细末后，依法制成圆球形大小不一的药丸，同时取药丸填脐部。

4 脐疗的技术规范

4.1 贴敷脐部法

贴敷脐部法即将药物制成一定的剂型外敷于脐部的方法，是脐疗的最主要和最常用的方法，又简称为贴脐法。贴脐法又可分为以下数法：

1）填法：将药物填于脐内。多用散剂或丸、丹剂，用药部位一般局限于神阙穴内。

2）敷法：将鲜药捣烂敷于脐部；或用干的药末用水调和成膏状敷于脐部。用药部位可部局限于脐孔内，较填法范围较大。

3）覆法：将用量较多的药物捣烂或研末或调糊膏，覆盖在脐部及脐周围，用药部位较大已不局限于神阙穴。

4）涂法：将药汁、药膏、药稀糊等涂擦于脐部。

5）滴法：将药汁根据病情需要温热或冰凉后，一滴滴徐徐滴入脐内，以达到治疗目的，称为滴法。

6）熨法：用药物切粗末炒热布包，趁热外熨脐部。

7）贴法：将药物制成膏药贴于脐部，如暖脐膏贴脐法。

8）掺法：将药物少许研细末掺于膏药上，外贴于脐部的方法。

4.2 灸脐疗法

灸，烧灼的意思。灸疗，就是利用燃烧某些材料产生的温热，或利用某些材料直接与皮肤接触来刺激身体的一定部位而防治疾病的一种方法。因灸用材料多用艾，故可分为艾灸法和非艾灸法。在脐部运用灸疗的方法，称为灸疗脐部法（图 1），简称为灸脐法。可分为以下数法：

1）悬起灸：点燃艾条，手持之在脐部上方悬起灸之，距离以脐部感觉温热但又能耐受为度。根据手法的不同，又可分为温和灸、回旋灸和雀啄灸。

2）隔物灸：先在脐部或脐内放置药物，再放艾炷或艾条灸之，即艾炷与脐部皮肤之间有药物间隔。脐疗法常采用隔物灸，如隔盐灸脐法、隔姜灸脐法、隔附子饼灸脐法等。

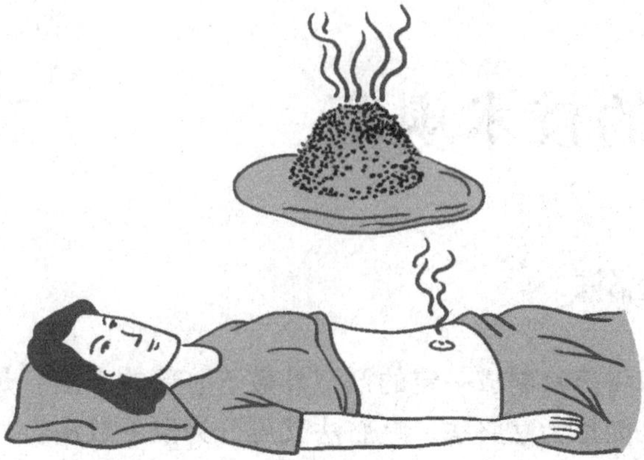

图1　灸脐

3）蒸脐法：又称为熏脐法、温脐法。是将药物研细末填满脐部，上置艾炷灸的一种方法。多用于虚证、泌尿生殖系统疾病和用于养生保健。如太乙真人熏蒸法、彭祖小接命熏脐法等。

4）熨法：将艾绒平铺于脐部，再盖几层布，用熨斗在上面熨之，可发挥热熨及艾的双重作用。常用于虚寒、痿、痹等证。

5）日光灸：将艾绒平铺在脐腹部，在日光下暴晒的方法，既有日光浴，又有艾的作用。常用于虚寒腹痛、慢性虚弱疾病、小儿缺钙、皮肤色素变性等。

6）温灸器灸：用专门制作的灸疗器械在脐部施灸。温灸器械的种类很多，可以根据不同的情况选择使用。

7）天灸：又名自灸，近代称为发疱疗法。天灸脐部是用对皮肤有刺激性的药物敷贴脐部，使局部充血、起疱又如艾疮，以其能发疱如火燎，故名曰灸。常用的药物有白芥子、吴茱萸、甘遂、蓖麻子、蒜泥等。

4.3　拔罐脐部法

拔罐脐部法是在脐部拔火罐的方法，因拔罐古称角法，故拔罐脐部法又称为角脐法。角脐法是通过罐内负压，使被拔的脐部皮肤充血、瘀血，以达到防治疾病的目的。常用的拔罐法有：

1）闪火法：用镊子夹酒精棉球一个，点燃后放罐内绕1～3圈，然后将火退出，并迅速将罐扣在脐部。

2）架火法：用不易燃烧和传热的物体，如瓶盖、小酒盅等，置于脐部，然后滴入95%的乙醇溶液数滴，或放入一酒精棉球，用火点燃后，迅速将罐扣于脐部。

4.4 按摩脐部法

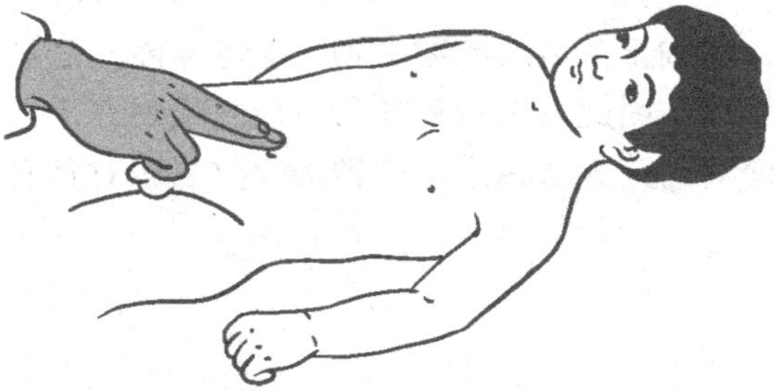

图2 按摩脐部

按摩脐部法是运用按摩手法刺激脐部，以防治疾病的方法。常用的手法有：

1）揉脐法：用拇指指端、或食指、或中指、或掌根部按于脐部或脐周，做轻柔和缓的回旋揉动。

2）摩脐法：用手掌掌面或食指、中指、无名指指面附着于脐部或脐周围，以腕关节连同前臂做环形的有节律的抚摩，摩动时要和缓协调，每分钟30～120次。

3）按脐法：用拇指或食指或中指的指腹部向下垂直按压脐部或脐周围，一按一放，有节奏的按压100～300次。

4.5 磁疗法

磁疗法是利用磁场作用于人体脐部而治疗疾病的一种方法。磁穴疗法的作用机制较复杂，但其最基本的一点是通过磁场对机体内生物电流的分布，电荷的运动状态和生物高分子的磁矩取向不同，又可分为下述几种方法：

1）静磁疗法：治疗时其磁场恒定不变，主要有磁穴法和磁带法。

磁穴法是将磁片或磁珠用胶布敷贴在脐部，疗程依病情而定。

磁带法是将磁带缚于体表穴位或病灶上进行治疗，其作用与脐穴法基本相同，但不需要用胶布黏着，可避免加布引起的皮肤刺激反应，且使用时佩戴方便。缺点是易移动，对穴位作用有时不够准确。磁带可以昼夜或仅在睡眠时佩戴。

2）脉冲及脉动磁场法：直流电脉冲感应磁疗机，同名极旋转磁疗机，磁－颤摩机等均可产生脉冲或脉动磁场。

3）交变磁场法：一般用电磁感应机进行，多采用5～100Hz的低频交变磁场。治疗时选择合适的磁头放置在脐部，磁头表面磁场强度一般可以调节，常用0.03～0.15T，每次治疗时间20～30分钟，每日1～2次，治疗时磁头可发热，治疗时间较长时更为明显，故应注意防治烫伤。

4）磁电综合法：将某些低、中频电流和静磁场联合应用。通常采用感应电、低频脉冲调制电流，中频正弦电及脉冲中频电流等与磁穴法同时综合应用，这些电流一般没有电解作用，因此可以用磁片为电极直接贴在皮肤上进行治疗。治疗方法与上述各种电流的治疗方法相同。这种治疗方法同时具有较强的磁和电的刺激作用。

5 脐疗的适应证和禁忌证

5.1 适应证

脐疗的适应证非常广泛，根据文献和我们临床的体会，脐疗对消化、呼吸、泌尿生殖、神经、心血管等系统均有作用，并能增强机体的免疫力，可广泛用于内、外、妇、儿、皮肤、五官等科100多种疾病的治疗，并可用于养生保健。其功用及适应证如下：

1）温通阳气，回阳苏厥：人有阳则生，无阳则死，以温热药物贴脐，通过药物的温热刺激，或艾灸、热熨的传导作用，能兴奋呼吸中枢神经，从而温通阳气，回阳固脱，对虚脱、晕厥、中风昏迷等急证，每有回阳救急之功。

2）调理冲任，固经安胎：脐通任、督、冲、带四脉，冲为血海，任主胞胎，冲任督带与生殖及妇女的经、带、胎、产息息相关。故脐疗在临床上可用于遗精、阳痿、早泄、妇女月经不调、痛经、崩漏、带下、滑胎等疾患。

3）健脾和胃，升清降浊：脐居中焦，位于大腹中央，为经络和气化的总枢，脐疗可增强脾胃的机能，使阳气得升，浊阴得降，故临床上对胃痛、痞满、呕吐、泄泻、痢疾、纳呆等病症有较好的疗效。

4）通调三焦，利水消肿：三焦为水火气机必通之道，脐居中主枢，可转运阴阳之气，激发三焦的气化功能。临床上可治疗小便不通、腹水、水肿、黄疸等病症。

5）通经活络，理气和血：脐通全身经脉，脐疗可使全身经络通畅、气血调和。临床上可治疗痹证及诸痛证。

6）敛汗安神，固精止带：脐疗能收敛人体的精、气、神、津。临床上常用于治疗自汗、盗汗、遗精、惊悸、失眠、带下。

7）扶正祛邪，养生延年：脐为先天之命蒂，又为后天之气舍，具有补脾肾、益精气之功，为保健要穴。脐疗可增强人体抗病能力，有祛病保健、益寿延年之功。

5.2 禁忌证

1）脐部皮肤有溃烂、损伤、炎症者及孕妇禁用脐疗法。

2）孕妇若非治疗妊娠诸病，宜慎用脐疗，有堕胎或毒副作用的药物更当慎用或禁用。

6 脐疗的优势和注意事项

6.1 优势

1）脐疗的操作方法非常简便。除急性病症外，一般 3～7 天换药 1 次，省去了煎药、服药等的麻烦，医者可用，患者也可自疗，便于推广普及。

2）脐疗的适应证很广，对于内、外、妇、儿等临床各科的常见病和多发病大都可以应用，并且有奏效快、疗效高的特点，不仅一方可以治多病，而且一病可以用数方。

3）脐疗给药途径特殊，患者无痛苦，避免了口服及注射给药的缺点，对于那些打针怕疼、针灸怕针、吃药怕苦、服药易吐的患者以及不能服药的病症，尤为适宜。

4）脐疗所用药物大都是普通中草药和家庭常备的食物，药源广泛，取材方便，且每次用量很小，价格低廉，节省药材。

5）脐疗属于外治方法，一般无毒副作用，即使在治疗中万一能发生意外反应，也能随时去掉或更换药物，所以比较安全可靠。

6）脐疗常用的方药可配好储存备用，一旦需要，随时可用，故有利于危急病症的抢救与治疗。

6.2 注意事项

1）一般采取仰卧位，充分暴露脐部，以方便取穴、用药和治疗。

2）脐孔内常有污垢，应用脐疗时先用酒精棉球对脐部进行常规消毒，以免发生感染。

3）脐疗用药虽有自己的特点，但一般情况下仍应辨证用药，方能提高疗效。

4）脐部皮肤属内，在用有较强刺激性的药物时，或隔药物灸脐法壮数较多时，宜先在脐部涂一层凡士林后再用药或治疗，可避免脐部皮肤起疱。在给小儿用药时尤应注意这一点。

5）脐疗给药时一般用胶布或伤湿止痛膏等固封，个别患者会对胶布等发生过敏反应，可见局部瘙痒、红赤、丘疹等现象，可暂停用药，外涂氟轻松软膏，待脱敏后再继续用。

6）由于脐部吸收药物较快，故用药开始几天内，个别患者会出现腹部不适或隐痛感，一般过几天会自行消失。

7）慢性病和预防保健应用脐疗药物时，宜采用间断用药的方法，如两次换药之间宜间隔数小时或 1 天，两个疗程间可休息 3 ~5 天。一般不应长时间连续使用，以免引起脐部过敏反应。

8）孕妇若非治疗妊娠诸病，宜慎用脐疗，有堕胎或毒副作用的药物更当慎用或禁用。

下篇

脐疗优势治疗技术的临床应用

7 感冒

7.1 概述

7.1.1 概念

感冒是感受风邪，邪犯卫表而导致的常见外感疾病，临床表现以鼻塞、流涕、喷嚏、咳嗽、头痛、恶寒、发热、全身不适、脉浮为其特征。

7.1.2 病因病理

（1）西医病因病理

西医学认为当人体受凉、淋雨、过度疲劳等诱发因素，使全身或呼吸道局部防御功能降低时，已经在呼吸道或从外界侵入的病毒、细菌可迅速繁殖，引起本病，以鼻咽部炎症为主要表现。

（2）中医病因病机

感冒的发生主要由于体虚，抗病能力减弱，当气候剧变时，人体卫外功能不能适应，邪气乘虚由皮毛、口鼻而入，引起一系列肺卫症状。偏寒者，则致寒邪束表，肺气不宣，阳气郁阻，毛窍闭塞；偏热者，则热邪灼肺，腠理疏泄，肺失清肃。感冒虽以风邪多见，但随季节不同，多夹时气或非时之气，如夹湿、夹暑等。

7.1.3 临床表现

本病以头痛、鼻塞、流涕、喷嚏、恶寒发热为主要症状。偏寒者，鼻流清涕、咽痒、全身酸痛，恶寒无汗，舌苔薄白，脉紧；偏热者，发热、咳嗽，咽痛，舌苔薄黄，脉浮数；偏暑湿者，咳声重浊不扬，咯吐白色黏痰，身热不扬，头昏重而胀，胸脘痞闷，大便溏泻，舌苔白腻或淡黄腻，脉濡。

7.1.4 临床诊断

（1）西医诊断

鼻塞，流涕，喷嚏，咳嗽，体温较高，常在39～40℃，鼻涕变稠，咽痛，痰多。

(2) 中医诊断

临证以卫表及鼻咽症状为主，可见鼻塞、流涕、喷嚏、咽痒、咽痛、周身酸楚不适、恶风或恶寒，或有发热等。由于风邪有夹暑、夹湿、夹燥的不同，还可见相关症状。时行感冒多呈流行性，在同一时期发病人数剧增，且病症相似，突然起病，恶寒、发热、周身酸痛、疲乏无力，病情一般较普通感冒为重。病程一般3~7天，普通感冒一般不传变，时行感冒少数可传变入里，变生他病。四季皆可发病，而以冬、春两季为多。

7.2 脐疗技术在感冒中的临床应用

技术一

取穴 神阙穴。

用药 紫苏叶、杏仁、白芷各15g，葱白（连须）5根、生姜2片，蜂蜜、萝卜汁1小盅。

药物制备 先将紫苏叶捣烂如泥，再将杏仁、白芷共研成极细末，再将细末加入紫苏泥中混匀，取蜂蜜、萝卜汁加入调成膏状备用。

操作规程 取药膏如蚕豆大，捏成圆形药团，将药团敷贴入患者脐孔内，外以纱布覆盖，胶布固定，每天换药1次。敷药后嘱患者卧床加盖被褥，微微发汗，汗出奏效。

主治 用于风寒感冒。

技术二

取穴 神阙穴。

用药 板蓝根、生石膏、连翘、薄荷、淡豆豉各10~15g，葱白、蜂蜜、鸡蛋清各适量。

药物制备 将前五味药研成细末，取药末适量与葱白共捣烂如泥状。再取鸡蛋清适量与蜂蜜混匀，然后与药泥混匀，制成1个圆形小药饼。

操作规程 将药饼烘热，趁热填入患者脐孔中，用手指按平。外用胶布1块贴紧。每天换药1次。贴药后嘱患者吃热粥以助发汗，汗出病愈。

主治 用于风热感冒。

技术三

取穴 神阙穴。

用药 淡豆豉30g，连翘15g，薄荷10g，葱白10根。

药物制备　前3味药研细末，取药末15～20g，加入葱白适量捣烂如膏状。

操作规程　填入患者脐孔中，外以纱布覆盖，再用胶布固定。贴药后嘱患者静卧覆被，微汗。每天换药1次，若未愈，再贴1～2次。

主治　用于风热感冒。

技术四

取穴　神阙穴。

用药　生姜10g，葱白30g，麻黄6g。

药物制备　上药共捣烂如泥，备用。

操作规程　取上药泥敷脐部，其上置热水袋熨之，盖被取汗。

主治　用于风寒感冒。

技术五

取穴　神阙穴。

用药　荆芥2g，防风2g，羌活1g，葱白适量。

药物制备　前3味药共研细末，临用时与葱白共捣烂为泥。

操作规程　以上述药泥敷脐部，外以纱布覆盖，再用胶布固定。每天换药1次，用热水袋热敷2次，每次10～20分钟。

主治　用于风寒感冒。

技术六

取穴　神阙穴。

用药　紫苏叶2g，葱白、生姜各适量。

药物制备　先将紫苏研为细末，再与葱姜共捣为泥，制饼。

操作规程　将药饼敷于脐上，外用胶布固定，每日1次，热敷2次，每次20分钟。

主治　用于风寒感冒。

技术七

取穴　神阙穴。

用药　银花10g，连翘10g，蝉衣10g，生石膏10g，薄荷10g，蔓荆子10g，生甘草5g。

药物制备　上药共为细末备用。

操作规程　取药末6～9g，用鲜大青叶汁调敷或用板蓝根30g煎水调敷于脐部，外用胶布固定，每日1次，热敷10~15分钟。

主治 用于风热感冒。

技术八

取穴 神阙穴。

用药 雄黄15g，丁香、百草霜各10g，葱白5根。

药物制备 前3味药共研细末，过筛后同葱白共捣烂成膏状备用。

操作规程 取药膏适量，纳入患者脐孔中，外用纱布覆盖，胶布固定，每天换药1次，敷药后嘱患者覆被静卧，以助汗解表，汗出自愈。

主治 用于风寒感冒。

技术九

取穴 神阙穴。

用药 生麻黄、生石膏各30g，葱白适量。

药物制备 前2味共研细末，筛过后备用。

操作规程 用时取药末15~30g同葱白共捣烂成膏状，取药膏贴于患者脐孔中，纱布覆盖，胶布固定，每天换药1次，贴药后令患者吃热粥1小碗，以助发汗。

主治 用于风热感冒。

技术十

取穴 神阙穴。

用药 桑叶、菊花、杏仁、连翘、桔梗、甘草、薄荷各3g。

药物制备 上药研细末，加葱白5根，白蜜1匙，共调为饼。

操作规程 外敷脐中，纱布覆盖，胶布固定，每天换药1次。

主治 用于风热感冒。

技术十一

取穴 神阙穴。

用药 银花、连翘各4g，桔梗2.4g，荆芥1.6g，薄荷2.4g，牛蒡子2.4g，淡豆豉2g，甘草2g，竹叶1.6g。

药物制备 上药共研细末，过筛。

操作规程 取药粉适量，纱布包裹，敷脐，包扎固定，每次贴4~6小时，每日2次，连贴3~4天为1个疗程。

主治　用于风热感冒。

技术十二

取穴　神阙穴。

用药　柴胡10g，黄芩10g，半夏10g，党参10g，白芷10g，辛夷10g，甘草6g，生姜适量。

药物制备　前7味共研细末，备用。

操作规程　取药粉3～6g，用生姜汁调敷于脐部，外用胶布固定，每日1次，热敷10～15分钟。

主治　用于风热感冒。

技术十三

取穴　神阙穴。

用药　紫苏叶、杏仁、白芷各15g，葱白（连须）5根，生姜2片，蜂蜜、萝卜汁各1小盅。

药物制备　先将紫苏叶捣烂如泥，次将杏仁、白芷共研细末，加入紫苏泥中调和，再取蜂蜜、萝卜汁加入调和成膏状备用。

操作规程　取药膏如蚕豆大，捏成团，将药团敷贴入患者脐孔内，外用纱布覆盖，胶布固定，每天换药1次，贴药后令患者覆被而卧，发微汗，汗后即奏效。

主治　用于风寒感冒。

技术十四

取穴　神阙穴。

用药　板蓝根、生石膏、马勃、淡豆豉各15g，连翘、薄荷各10g，葱白5根，鲜生姜3片，蜂蜜适量。

药物制备　前6味共研细末，筛过后备用。

操作规程　取上药末15g，加入葱白、生姜片共捣烂，再加入蜂蜜适量共捣成膏状，取药膏敷于患者脐孔上，纱布覆盖，胶布固定。

主治　用于流行性感冒。

技术十五

取穴　神阙穴。

用药　生防风、黄芪、肉桂各等份。

药物制备 共研细末，备用。

操作规程 先用酒精棉球消毒患者脐部，趁湿撒药粉0.5g，胶布固定，每3天换药1次，5～7次为1个疗程，可连续用2～4个疗程。

主治 用于体虚感冒。

技术十六

取穴 神阙穴。

用药 板蓝根、生石膏、连翘、薄荷、淡豆豉各10～15g，葱白、蜂蜜、鸡蛋清各适量。

药物制备 前5味共研细末。取药末适量与葱白共捣烂如泥，鸡蛋1个取蛋清，加入蜂蜜调匀，再与药泥调拌和匀，制成1个圆形小药饼备用。

操作规程 将药饼烘热，趁热填入患者脐孔中，以指按平。外用纱布覆盖，胶布固定，每天换药1次，贴药后令患者吃热粥助发汗，汗出病愈。

主治 用于风热感冒。

8　支气管炎

8.1　概述

8.1.1　概念

支气管炎是指气管、支气管黏膜及其周围组织的慢性非特异性炎症。临床上以长期咳嗽、咳痰或伴有喘息及反复发作为特征。

8.1.2　病因病理

(1) 西医病因病理

支气管炎主要原因为病毒和细菌的重复感染形成了支气管的慢性非特异性炎症。当气温骤降、呼吸道小血管痉挛缺血、防御功能下降等利于致病；烟雾粉尘、污染大气等慢性刺激亦可发病；吸烟使支气管痉挛、黏膜变异、纤毛运动降低、黏液分泌增多有利感染；过敏因素也有一定关系。

(2) 中医病因病机

本病的病因有外感、内伤两大类。凡是可以引起肺失宣肃，肺气上逆的原因，均可以导致咳嗽的发生，因肺主气，司呼吸，上连气道、喉咙，客气干之则呛而咳。外感属于邪实，表现为风寒、风热、风燥。内伤多属邪实与正虚并见。病理因素主要为“痰或湿”与“火”。但痰湿有寒热之别，火有虚实之分。他脏及肺者，多因邪实导致正虚，肺脏自病的咳嗽则多为因虚致实。

8.1.3　临床表现

慢性支气管炎临床上以长期顽固性咳嗽为特征。早晚气温较低或饮食刺激时，频频发咳。无并发症时，体温、脉搏无变化。病初呼吸无变化，以后由于支气管黏膜结缔组织增生变厚，支气管管腔变化狭窄，则发生呼吸困难。当并发肺气肿时，呼吸极度困难，这种呼吸困难的特征是呼吸性的或混合性的，并有肋间陷凹与出现息劳沟。

急性支气管炎主要症状是咳嗽，病初，为短、干性痛咳。3～4 天后，随着渗出物的增加，则变为湿、长咳，痛感减轻。咳嗽之后常伴发呕吐。两侧鼻孔流浆液、浆液黏性或黏液脓性鼻液，当咳嗽时，流出量增多。胸部听诊，病初肺泡音增强，2～3天后由于支气管黏膜肿胀和分泌黏稠的渗出物，可听到干性啰音，当支气管内多量稀薄的渗出物时，听到湿性啰音，并以大、中水泡音较多。胸部叩诊，一般无变化。

8.1.4 临床诊断

（1）西医诊断

咳嗽、咳痰或伴喘息，每年发病3个月，连续2年或以上者。每年发病不足3个月，而有明确的客观检查依据（如X线、呼吸功能测定等）者亦可诊断。

（2）中医诊断

临床以咳嗽、咯痰为主要表现。可根据病史的新久、起病的缓急、是否兼有表证来判断外感和内伤。

8.2 脐疗技术在支气管炎中的临床应用

技术一

取穴 神阙穴。

用药 白芥子5g，半夏3g，麻黄5g，肉桂5g，丁香0.5g，细辛3g。

药物制备 上药共研末，过筛后，瓶贮密封备用。

操作规程 治疗时现用酒精消毒脐部，取药末3g置于脐内，用胶布固定，每日换药1次。

主治 贴药后若肚脐皮肤出现皮炎，或起疱疹者，可擦甲紫药水，或休息几天后再行治疗。可用于风寒咳嗽。

技术二

取穴 神阙穴。

用药 鱼腥草15g，青黛10g，蛤壳10g，葱白3根，冰片0.3g。

药物制备 将前三味药研末，取葱白、冰片与药末捣烂如糊状。

操作规程 临用时先以酒精消毒脐部，然后取药糊涂于脐窝内，盖以纱布，胶布固定，每天换药1次，10日为1个疗程。

主治 用于咳嗽痰黄稠。

技术三

取穴 神阙穴。

用药 麻黄1g，杏仁2g，细辛1g，五味子1g，甘草1g，生姜适量。

药物制备　前5味药烘干研为细末，与生姜共捣为膏状。

操作规程　取药膏敷于脐部，胶布固定，每日1次，并用热水袋热敷15～30分钟。

主治　用于风寒咳嗽。

技术四

取穴　神阙穴。

用药　麻黄7g，杏仁9g，甘草6g，百部10g。

药物制备　上药共研细末，温水调成糊。

操作规程　敷脐部，纱布包扎，每天换药1次，连用5～7次。

主治　用于风寒咳嗽。

技术五

取穴　神阙穴。

用药　蜂房6g，杏仁9g，钩藤9g，米壳6g，百部20g。

药物制备　共研末备用。

操作规程　温水调为稠糊状，敷脐部，纱布包扎，每天换药1次。

主治　用于感冒后咳嗽不止。

技术六

取穴　神阙穴。

用药　苍术10g，陈皮10g，半夏10g，莱菔子10g，皂荚2g。

药物制备　上药共研细末备用。

操作规程　取6g药粉用白酒和水各半调敷肚脐或直接敷脐，外用胶布固定，每日1次或每2日1次，用热水袋热敷15～30分钟。

主治　用于痰湿咳嗽。

技术七

取穴　神阙穴。

用药　白芥子1g，半夏2g，生姜汁适量。

药物制备　将前2味药研细末，用生姜汁调成糊状。

操作规程　敷于肚脐，胶布固定，每日1次，热敷20分钟。

主治　用于痰湿咳嗽。

技术八

取穴　神阙穴。

用药 黄芪30g，防风、白术、苍术各10g。

药物制备 上药混合研细末，备用。

操作规程 取上药末2~10g，加入少许淀粉用温水调匀后填入脐中，盖以纱布，胶布固定，每晚1次，5天为1个疗程，每个疗程间隔5天。

主治 用于痰湿咳嗽。

技术九

取穴 神阙穴。

用药 桑叶、菊花、杏仁、桔梗、甘草、薄荷、芦根各适量，蜂蜜1匙。

药物制备 前7味药混合研细末，用芦根煎液和蜂蜜调和成膏状。

操作规程 取药膏敷于患者脐孔上，盖以纱布，胶布固定，每日1~2次。

主治 用于风热咳嗽。

技术十

取穴 神阙穴。

用药 桑叶10g，桔梗10g，连翘10g，杏仁6g，薄荷6g，鲜地龙适量。

药物制备 前5味药混合研细末备用。

操作规程 取6g药粉与鲜地龙共捣为膏，敷于脐孔，胶布固定，每日1次。

主治 用于风热咳嗽。

技术十一

取穴 神阙穴。

用药 瓜蒌1枚，贝母50g，青黛15g，蜂蜜120g。

药物制备 先将青黛、贝母混合研为细末，再将瓜蒌捣烂，放蜂蜜入锅内加热，炼去浮沫，加入以上3味药，调和如膏状备用。

操作规程 取药膏摊于2块纱布上，以一块敷于患者脐孔，另一块贴肺俞穴，盖以纱布，胶布固定。1~2天换药1次。

主治 用于肺阴亏虚热咳嗽。

技术十二

取穴 神阙穴。

用药 杏仁、紫苏叶、半夏、陈皮、甘草、桔梗、前胡、枳壳、云苓各3g，生姜12g，大枣3枚，连须葱白、生萝卜汁各适量。

药物制备 先将前9味药混合共研细末，与生姜和连须葱白混合共捣烂，加少量蜂蜜、生萝卜汁和大枣煎液调和成膏状。

操作规程　取上药膏适量，敷于患者脐部，盖以纱布，胶布固定，每天换药1～2次。

主治　用于风寒咳嗽。症见咳嗽痰稀薄而色白，鼻塞流涕，发热恶寒，无汗，头身痛，舌苔薄白，脉浮紧。

技术十三

取穴　神阙穴。

用药　车前子、杏仁各3g，鲜地龙适量。

药物制备　将上药共捣烂如泥，制饼。

操作规程　敷脐，胶布固定。每日1次。

主治　用于风热咳嗽。症见咳嗽不爽，痰黄稠难咳出，常伴有口渴、咽痛、头痛、恶风、发热等表证，舌红苔薄黄，脉浮数。

技术十四

取穴　神阙穴。

用药　人参2g，蛤蚧2g，五味子1g，麝香0.12g。

药物制备　上药研为细末，备用。

操作规程　取药末用人乳调成糊状敷脐，或直接敷于脐部，外用胶布固定，每3～5天换药1次，每日热敷15～30分钟，或将上药加倍，做成兜肚盖于脐部，15天换药1次，每天热敷15～30分钟。

主治　用于气虚咳嗽。症见久咳不已，咳声低微，痰多清稀，气短喘急，语言无力。

技术十五

取穴　神阙穴。

用药　荆芥10g，紫菀10g，前胡10g，杏仁10g，莱菔子6g，生姜、葱白适量。

药物制备　前5味药烘干研细末备用。

操作规程　取药粉3g，与生姜、葱白共捣烂如泥，敷于脐孔，胶布固定，每日1次，热敷15～30分钟。

主治　用于风寒咳嗽。症见咳嗽声重，痰稀色白，或伴恶寒发热、恶寒、身痛等表证。

9 支气管哮喘

9.1 概述

9.1.1 概念

支气管哮喘是一种以发作性喉中哮鸣、呼吸困难甚则喘息不能平卧为特点的过敏性病症。可发生于任何年龄和季节，尤以寒冷季节和气候骤变时多发。

9.1.2 病因病理

（1）西医病因病理

外源性哮喘是集体接触抗原性物质（如吸入花粉，真菌孢子，进食鱼、虾、牛奶、蛋类及接触青霉素等）所致，多数认为这类患者为过敏体质，内源性哮喘是指肺抗原性所引起者，如呼吸道感染、寒冷空气、理化因素所致。内、外源性哮喘均以支气管平滑肌收缩，血管扩张、黏膜水肿、分泌亢进为主要病理特点。

（2）中医病因病机

饮食失当，脾运失健则聚湿生痰。每因气候突变、情志失调、过分劳累、食入海腥发物等而触引内伏之痰饮，痰随气升，气与痰结，壅塞气道，肺气上逆而发为哮喘。病初在肺，多属实证，若反复发作，则致脾肺肾心数脏俱虚。脾虚则运化失常，酿生痰浊；肺虚则气无所主，短气喘促；肾虚则摄纳无权，动则喘甚；心虚则鼓脉无力，唇甲青紫，汗出肢冷，甚则出现神昏、烦躁等危候。

9.1.3 临床表现

哮喘患者的常见症状是发作性的喘息、气急、胸闷或咳嗽等症状，少数患者还可能以胸痛为主要表现，这些症状经常在患者接触烟雾、香水、油漆、灰尘、宠物、花粉等刺激性气体或变应原之后发作，夜间和（或）清晨症状也容易发生或加剧。很多患者在哮喘发作时自己可闻及喘鸣音。症状通常是发作性的，多数患者可自行缓解或经治疗缓解。

9.1.4　临床诊断

（1）西医诊断

发作时喉中哮鸣有声，呼吸困难，甚则张口抬肩，不能平卧，或口唇指甲发绀。呈反复发作性。常因气候突变、饮食不当、情志失调、劳累等因素诱发。发作前多有鼻痒、喷嚏、咳嗽、胸闷等先兆。有过敏史或家族史。两肺可闻及哮鸣音，可以确诊。血嗜酸粒细胞可增高，痰液涂片可见嗜酸粒细胞。胸部X线检查：一般无特殊改变，久病可见肺气肿体征。

（2）中医诊断

寒哮：喘憋气逆，呼吸急促，喉中有哮鸣声，胸膈满闷如塞，咳不甚，痰稀薄色白而有泡沫，面色晦滞带青，口不渴或渴喜热饮。初起多兼恶寒发热，无汗头痛等表证，舌苔白滑，脉弦紧或浮紧。

热哮：咳呛阵作，气粗息涌，喉中如痰鸣吼，咳痰黄黏，咯吐不利，胸膈烦闷，汗出口渴，面赤口苦，不恶寒而口渴喜饮，舌苔黄腻质红，脉滑数或弦滑。

肺虚：喘咳痰多而黏稠，咯吐不爽，痰鸣，胸脘满闷，恶心纳呆，大便不实，舌苔白滑或腻，脉滑。

脾虚：喘咳痰多而黏稠，咯吐不爽，痰鸣，胸脘满闷，恶心纳呆，大便不实，舌苔白滑或腻，脉滑。

肾虚：喘促日久，呼多吸少，动则喘息更甚，形瘦神疲，心悸腰酸，或畏寒、自汗、面青、舌质淡，脉沉细；或颧红、烦热，汗出黏手，舌红少苔，脉细数。

9.2　脐疗技术在支气管哮喘中的临床应用

技术一

取穴　神阙穴。

用药　麻黄15g，细辛4g，苍耳子4g，延胡（醋炒）4g，公丁香3g，吴茱萸3g，肉桂3g。

药物制备　诸药研为细末，瓶贮密封备用。

操作规程　取药适量，用脱脂棉薄裹如小球，塞入患者脐孔内，以手压紧陷牢，外以胶布贴紧。隔2天换药1次，10天为1个疗程。一般贴药1～2个疗程可病愈。

主治　用于寒哮。

注意事项　如贴药未满1天，脐孔灼热发痒时，应立刻揭下贴药；过1～2

天，脐孔不痒时再换药继续贴敷。

技术二

取穴 神阙穴。

用药 麻黄、生石膏各15g，白芥子、甘遂、杏仁、明矾各15g，米醋50ml。

药物制备 以上药物共研细末，瓶贮密封备用。用时每次取药末适量，以米醋调和如稠泥状，软硬适度，捏成如弹子大小的药丸备用。

操作规程 取药丸1个填入患者脐孔中，按压陷紧，外用胶布固定，填药后4～6小时可除去药丸，每天换药1次，1周为1个疗程。

主治 用于寒哮。

注意事项 填药后脐部可能有水疱发生，可将药除掉，用热毛巾拭净局部皮肤，再用消毒针将水疱挑破，擦以甲紫药水，以免发生感染。

技术三

取穴 神阙穴。

用药 故纸、小茴香各等量。

药物制备 共研成细末，瓶贮密封备用。

操作规程 取药适量纳入脐孔，外用纱布覆盖，胶布固定，每2天换药1次，10天为1个疗程。

主治 用于虚哮。

技术四

取穴 神阙穴。

用药 麻黄6g，甘遂6g，生半夏6g，细辛2g，甘草3g，葱白1根，生姜汁适量。

药物制备 前5味药研成细末，瓶贮密封备用。

操作规程 取药末3g与葱白、姜汁共捣烂如泥，敷贴脐部，盖上塑料薄膜，外用胶布固定，每日1次，用热水袋热敷15～30分钟。

主治 用于热哮。

技术五

取穴 神阙穴。

用药 黄芩、地骨皮、车前子各等份，鲜地龙适量。

药物制备 前3味药共研细末，备用。

操作规程　取药末3g与鲜地龙捣烂为膏，敷于脐部，外用胶布固定，每日1次。

主治　用于热哮。

技术六

取穴　神阙穴。

用药　炒苏子、炒葶苈子、炒白芥子、生半夏各等份，生姜汁适量。

药物制备　将前4味药共研成细末，瓶贮密封备用。

操作规程　取药末3g与生姜汁调为糊状，敷于脐上，盖上塑料薄膜，外用胶布固定，每1～2日1次，热水袋热敷10～15分钟。

主治　用于痰浊哮喘。

技术七

取穴　神阙穴。

用药　人参10g，补骨脂10g，硫黄粉5g，焦白术10g，肉桂5g。

药物制备　上药共研细末，瓶贮密封备用。

操作规程　取药末3g，用黄酒调成膏状，贴敷脐中，外用胶布固定，1～2日1次，每晚热敷1次，每次15～30分钟。

主治　用于虚哮。

技术八

取穴　神阙穴。

用药　麻黄、吴茱萸、白芥子各15g，姜汁适量。

药物制备　将前3味药共研细末，瓶贮密封备用

操作规程　取药末适量以姜汁调成糊状，塞入患者脐孔内，盖以纱布，胶布固定，每2天换药1次，6次为1个疗程。

主治　用于寒哮。

技术九

取穴　神阙穴。

用药　白芥子10g，细辛3g，胡椒5g。

药物制备　上药共研细末，瓶贮密封备用。

操作规程　取上药末填满脐孔，外用胶布固定，每1～2日1次，用热水袋热敷15～30分钟。

主治 用于寒哮。

技术十

取穴 神阙穴。

用药 艾绒适量。

药物制备 将艾绒制成艾炷备用。

操作规程 先用凡士林涂脐中，再用麻纸置于穴上，纸中央放小颗粒青盐，然后用压舌板压平，放置大艾炷。施灸时应根据患者年龄大小，病的久暂、病情轻重、耐受程度而灵活应用。

主治 用于虚喘。

10 癫痫

10.1 概述

10.1.1 概念

癫痫是一组临床综合征，以在病程中有反复发作的神经元异常放电导致暂时性突发性大脑功能失常为特征。功能时常可表现为运动、感觉、意识、行为、自主神经等不用障碍，或兼有之。本病属于中医“痫病”范畴。

10.1.2 病因病理

（1）西医病因病理

大多数病人的癫痫（发作）是由脑内外各种疾病所引起，称为继发性、症状性或器质性癫痫。原因不明的称为原发性、特发性或隐源性。

（2）中医病因病机

痫病的发生，大多由于七情失调，先天因素，脑部外伤，饮食不节，劳累过度，或患他病之后，造成脏腑失调，痰浊阻滞，气机逆乱，风阳内动所致，而尤以痰邪作祟最为重要。

10.1.3 临床表现

临床以突然意识丧失，甚则仆倒，不省人事，强直抽搐，口吐涎沫，两目上视或口中怪叫，移时苏醒如常人为特征。发作前可伴眩晕、胸闷等先兆，发作后常有疲倦乏力等症状。

10.1.4 临床诊断

（1）西医诊断

癫痫的诊断是一个严肃的问题，因为诊断以后，大多数患者需要长期治疗和随访，还可能影响患者的生活和工作。另一方面，及时诊断可以提高病因治疗和对症治疗的效果。首先要确定是否癫痫，其次是判断癫痫的病因。脑电图是诊断痫病的主要实验室检查方法，对痫病发作类型确定具有重要作用。脑电图在发作期描记到对称性同步化棘波或棘-慢波等阳性表现。有条件可做 CT、磁共振等相应检查。典型发作期脑电图描记到对称性同步化棘波或棘-慢波等，可考虑为原发性痫病。在发作间歇期可采用诱导试验，如剥夺睡眠、节律性闪光刺激、声刺激等，可提高脑电图异常阳性率。也可在深呼吸、睡眠时描记。对继发性痫病的检查，应根据病史、体格检查及脑电图的改变，选择相应的检查方法以明确之。

（2）中医诊断

任何年龄、性别均可发病，但多在儿童期、青春期或青年期发病，可有家族史，每因惊恐、劳累、情志过极等诱发。典型发作时突然昏倒，不省人事，两目上视，四肢抽搐，口吐涎沫，或有异常叫声等，或仅有突然呆木，两眼瞪视，呼之不应，或头部下垂，肢软无力，面色苍白等。局限性发作可见多种形式，如口、眼、手等局部抽搐而无突然昏倒，或凝视，或语言障碍，或无意识动作等。多数在数秒至数分钟即止。发作前可有眩晕、胸闷等先兆症状。发作突然，醒后如常人，醒后对发作时情况不知，反复发作。来势急骤，神昏卒倒，不省人事，口噤牙紧，颈项强直，四肢抽搐者，病性属风；发作时口吐涎沫，气粗痰鸣，呆木无知，发作后或有情志错乱，幻听，错觉，或有梦游者，病情属痰；有卒倒啼叫，面赤身热，口流血沫，平素或发作后有大便秘结，口臭苔黄者，病性属热；发作时面色潮红、紫红，继则青紫，口唇发绀，或有颅脑外伤、产伤等病史者，病性属瘀。

10.2 脐疗技术在癫痫中的临床应用

技术一

取穴 神阙穴。

用药 生南星15g，郁金10g，醋芫花5g，蜈蚣5条。

药物制备 上药共研细末备用。

操作规程 取药末4g左右，用醋调成糊状，敷于脐部，用胶布固定。每3天换药1次，10次为1个疗程。

主治 用于癫痫风痰闭窍型。

技术二

取穴 神阙穴。

用药 生川乌10g，生半夏10g，全蝎10g，铁粉10g，甘遂6g。

药物制备 上药共研成细末备用。

操作规程 取药末6g，用生姜汁调敷脐部，胶布固定。2日1次，每天用热水袋热敷10～20分钟。

主治　用于癫痫风痰闭窍型。

技术三

取穴　神阙穴。

用药　青黛2g，芦荟1g，硼砂3g，生半夏2g，生南星2g，竹沥水适量。

药物制备　前5味药共研细末备用。

操作规程　每次取药末6g，竹沥水调敷脐部，胶布固定，2～3天换药1次。

主治　用于癫痫痰火扰神型。

技术四

取穴　神阙穴。

用药　芫花50g（陈醋浸泡1日），明雄6g，胆南星10g，白胡椒10g。

药物制备　上药共研细末备用。

操作规程　取药末10～15g，填入患者脐内，盖以纱布，胶布固定。一般3～5天换药1次，连续3个月为1个疗程。通常坚持1～2个疗程后基本控制发作。

主治　治疗期间禁食辛辣、油腻食品及猪、羊、狗肉、鸡、鲤鱼等。用于癫痫痰火内盛型。

技术五

取穴　神阙穴。

用药　明矾、胆南星、胡椒、硼砂、丹参各1g，苯妥英钠0.5g。

药物制备　将上药共研细末备用。

操作规程　每次取药末5～10g，填入患者脐部，盖以纱布，胶布固定，每天换药1次，连续用药，直到控制发作为止。

主治　用于癫痫风痰闭窍型。

11 失眠

11.1 概述

11.1.1 概念

失眠又称不寐，是以经常不能获得正常睡眠为特征的一类病证，主要表现为睡眠时间、深度的不足，轻者入睡困难，或寐而不酣，时寐时醒，或醒后不能再寐，重者彻夜不寐，常影响人的正常工作、生活、学习和健康。

11.1.2 病因病理

（1）西医病因病理

西医学的神经官能症、更年期综合征、慢性消化不良、贫血、动脉粥样硬化症等以不寐为主要临床表现时，可参考本节内容辨证论治。

（2）中医病因病机

人之寤寐，由心神控制，而营卫阴阳的正常运作是保证心神调节寤寐的基础。每因饮食不节，情志失常，劳倦、思虑过度及病后、年迈体虚等因素，导致心神不安，神不守舍，不能由动转静而致不寐病证。

11.1.3 临床表现

不寐主要为睡眠时间、深度的不足，表现为入睡困难，或寤而不寐，时寐时醒，或醒后不能再寐。常伴有头痛、头昏、心悸、健忘、神疲乏力、心神不宁、多梦等症。

11.1.4 临床诊断

（1）西医诊断

轻者入寐困难或寐而易醒，醒后不寐，连续3周以上，重者彻夜难眠。常伴有头痛、头昏、心悸、健忘、神疲乏力、心神不宁、多梦等症。本病证常有饮食不节、情志失常、劳倦与思虑过度、病后、体虚等病史。经各系统及实验室检查，未发现有妨碍睡眠的其他器质性病变。不寐主要为睡眠时间、深度的不足，表现为入睡困难，或寤而不寐，时寐时醒，或醒后不能再寐。临床采用多导睡眠图来判断：①测定其平均睡眠潜伏期时间延长（长于30分钟）；②测定实际睡眠时间减少（每夜不足6.5小时）；③测定觉醒时间增多（每夜超过30分钟）。

（2）中医诊断

本病辨证首分虚实。虚证，多属阴血不足，心失所养，临床特点为体质瘦弱，面色无华，神疲懒言，心悸健忘。实证为邪热扰心，临床特点为心烦易怒，口苦咽干，便秘溲赤。次辨病位，病位主要在心。由于心神的失养或不安，神不守舍而不寐，且与肝、胆、脾、胃、肾相关。如急躁易怒而不寐，多为肝火内扰；脘闷苔腻而不寐，多为胃腑宿食，痰热内盛；心烦、心悸、头晕、健忘而不寐，多为阴虚火旺，心肾不交；面色少华，肢倦神疲而不寐，多属脾虚不运，心神失养；心烦不寐，触事易惊，多属心胆气虚等。

11.2　脐疗优势治疗技术的临床应用

技术一

取穴　神阙穴。

用药　生半夏2g，生南星2g，黄连2g，大黄1g，竹沥水适量。

药物制备　前4味药共研细末，装瓶备用。

操作规程　用时加竹沥水适量，调成膏状，贴于脐中，用胶布固定，每晚睡前敷1次，次晨除去。

主治　用于失眠痰热内扰型。

技术二

取穴　神阙穴。

用药　黄连10g，朱砂10g，龟板15g，炒枣仁30g，桑椹子20g。

药物制备　上药共研细末，装瓶备用。

操作规程　取药末适量，水酒各半调敷脐部，或以药末填脐，外用胶布固定，每晚睡前敷1次，次晨去除。

主治　用于失眠阴虚火旺型。

技术三

取穴　神阙穴。

用药　生龙齿2g，琥珀2g，磁石2g，远志1g，生枣仁30g，炒枣仁30g。

药物制备　前4味药共研细末，生、炒枣仁水煎浓缩，备用。

操作规程　取上药末用枣仁浓缩液调成糊状敷脐，盖塑料薄膜，胶布固定，

3 天换药 1 次，每晚睡前用热水袋热敷 15 ~ 30 分钟。

主治　用于失眠心胆气虚型。

技术四

取穴　神阙穴。

用药　珍珠层粉、丹参粉、硫黄粉各等量。

药物制备　上药共研细末，装瓶备用。

操作规程　每次取药粉 0.25g，填脐内，每天换药 1 次，连用 3 ~ 5 天为 1 个疗程。

主治　用于失眠。

技术五

取穴　神阙穴。

用药　人参 1g，黄芪 2g，当归 2g，生硫黄 1g，生牡蛎 2g，夜交藤 50g。

药物制备　前 5 味药共研细末，夜交藤煎浓汁，备用。

操作规程　取上药末以夜交藤浓缩液调敷于脐部，盖塑料薄膜，胶布固定。3 天换药 1 次，每晚睡前用热水袋热敷 15 ~ 30 分钟。

主治　用于失眠心脾两虚型。

技术六

取穴　神阙穴。

用药　丹参、远志、硫黄各 10g。

药物制备　上药共研细末备用。

操作规程　每次取药粉 0.5 ~ 1g，水调为糊，敷脐内，外用胶布固定，每天换药 1 次。

主治　用于失眠。

12 胃痛

12.1 概述

12.1.1 概念

胃痛又称胃脘痛，是以上腹胃脘部近心窝处疼痛为主症的病证。

12.1.2 病因病理

（1）西医病因病理

理化因素、生物因素、应激状态均可导致胃黏膜充血及水肿，黏液分泌增多，可有点状和轻度糜烂。

（2）中医病因病机

引起胃痛的主要病因有外邪犯胃，饮食伤胃，情志不畅及脾胃素虚等，导致胃气郁滞，胃气和降，不通则痛。胃气郁滞，胃失和降，不通则痛是胃痛的基本病机。

12.1.3 临床表现

以胃脘部疼痛为主症，可呈胀痛、刺痛、灼痛、绞痛、隐痛、剧痛等不同性质，常伴痞闷或胀满、嗳气、泛酸、嘈杂、恶心、呕吐、纳呆等症。

12.1.4 临床诊断

（1）西医诊断

以胃脘部疼痛为主症，可呈胀痛、刺痛、灼痛、绞痛、隐痛、剧痛等不同性质，常伴痞闷或胀满、嗳气、泛酸、嘈杂、恶心、呕吐、纳呆等症。发病常与情志不畅、饮食不节、劳累、气候变化或服用有损脾胃的药物等因素有关。起病或急或缓，常有反复发作的病史。以中青年居多。

辅助检查：上消化道X线钡餐造影、纤维或电子胃镜及组织病理活检等，可见胃、十二指肠黏膜炎症、溃疡等病变。大便或呕吐物潜血试验强阳性者，提示并发消化道出血。幽门螺杆菌检测提示并发幽门螺杆菌感染。胸片、心电图、B超、肝功能、胆道X线照影等有助于鉴别诊断。

(2) 中医诊断

胃痛应辨寒热虚实，在气在血，及兼夹证。

辨寒热：寒性凝滞收引，可致气机凝滞而作痛，寒有虚实之别，实证多属寒邪犯胃，多见胃痛暴作，疼痛剧烈而拒按，并有喜暖恶凉，苔白，脉弦紧等特点；脾胃阳虚之虚寒胃痛，多隐隐作痛，喜温喜按，遇冷加剧，四肢不温，舌淡苔薄，脉弱。热结火郁，胃气失和之胃痛，多为灼痛，痛势急迫，伴烦渴喜饮，喜冷恶热，便秘溲赤，舌红苔黄少津，脉弦数。

辨虚实：胃痛且胀，大便秘结不通者多属实，痛而不胀，大便溏薄者多属虚，喜凉者多实，喜温者多虚，拒按者多实，喜按者多虚，食后痛甚者多实，饥而痛增者多虚，痛剧固定不移者多实，痛缓无定处者多虚，新病体壮者多实，久病体虚者多虚，脉实者多实，脉虚者多虚。

辨气血：初痛在气，久痛在血；在气者胃胀且痛，以胀为主，痛无定处，时痛时止，触之无形；病属血分者，持续刺痛，痛有定处，夜间尤甚，舌质紫暗或有瘀斑，脉涩，或伴吐血、便血。

12.2 脐疗技术在胃痛中的临床应用

技术一

取穴 神阙穴。

用药 巴豆3粒，胡椒粉3g，公丁香3g，大枣10枚（去核），姜汁适量。

药物制备 前3味药共研细末，加入大枣共捣烂如泥，再加生姜汁调和如膏状备用。

操作规程 取药膏一撮如蚕豆大，摊于纱布中央，将膏药敷在患者脐孔上，胶布固定，1日换药1～2次，10天为1个疗程。

主治 用于胃脘疼痛。

技术二

取穴 神阙穴。

用药 良姜10g，香附6g，吴茱萸6g，荜茇6g，白芷5g，生姜适量。

药物制备 前5味药共研细末，瓶装备用。

操作规程 取药末3g，生姜汁或食醋调敷脐部，胶布固定，每日1次，用热水袋热敷30～60分钟。

主治 用于胃脘疼痛。

技术三

取穴　神阙穴。

用药　吴茱萸50g，小茴香75g，干姜50g，公丁香50g，肉桂30g，胡椒5g，栀子20g，硫黄30g，荜茇25g。

药物制备　上药烘干，共研细末，过筛，瓶装备用。

操作规程　取药粉适量，加面粉少许，开水调成膏，纱布包裹，敷神阙穴，胶布固定，外用热水袋熨之，贴药后局部呈青蓝色，不久可消失。

主治　用于脾肾阳虚，阴寒内盛的胃脘疼痛。

技术四

取穴　神阙穴。

用药　白芷60g，小麦面粉15g。

药物制备　白芷烘干研细末，过筛，与面粉调和均匀，备用。

操作规程　取药粉适量，用生姜汁或醋调成膏，纱布包裹，敷神阙穴，胶布固定。

主治　用于胃寒疼痛。

技术五

取穴　神阙穴。

用药　胡椒2g，白芥子4g，鲜生姜30g。

药物制备　前2味药研细末，过筛，加鲜生姜共捣为饼状。

操作规程　纱布包裹，敷神阙穴，胶布固定。

技术六

取穴　神阙穴。

用药　干姜、附子、川乌、良姜、吴茱萸、官桂各等份。

药物制备　烘干，共研为细末，用醋调成膏。

操作规程　纱布包裹，敷神阙穴，胶布固定。

主治　用于胃寒疼痛。

技术七

取穴　神阙穴。

用药　党参、炮姜、肉桂、附子各适量。

药物制备 烘干，共研为细末，用醋调成膏。

操作规程 纱布包裹，敷神阙穴，胶布固定。

主治 用于胃寒疼痛。

技术八

取穴 神阙穴。

用药 生栀子10枚，淡豆豉20粒，生香附10粒，生姜汁适量。

药物制备 上药前3味共捣烂，加入生姜汁捣至极烂，制成厚膏备用。

操作规程 取药膏适量敷于患者脐孔中，盖以纱布，胶布固定，每天换药1次，病愈为止。

主治 用于胃热疼痛。

技术九

取穴 神阙穴、足三里穴。

用药 大黄15g，制乳香、制没药各6g，赤芍3g，米醋适量。

药物制备 前4味药共研细末，过筛，备用。

操作规程 取药末10～15g加米醋适量，调成厚膏，以药膏敷患者脐中，足三里穴上，胶布固定，每日1次。

主治 用于胃热疼痛。

技术十

取穴 神阙穴。

用药 枳实1g，厚朴1g，大黄1g，芒硝2g。

药物制备 前3味药研为末，加芒硝粉混匀备用。

操作规程 上药末加醋调成糊，敷脐上，盖以纱布，胶布固定，每日1次，并用热水袋热敷15～30分钟。

主治 用于食滞胃痛。

技术十一

取穴 神阙穴。

用药 香附10g，元胡10g，川楝子10g，白芷30g。

药物制备 上药共研细末备用。

操作规程 取药末3g，用白酒或食醋调敷脐部，胶布固定，每日1次，并热敷10～20分钟。

主治 用于气滞胃痛。

技术十二

取穴 神阙穴。

用药 生黄芪 60g，桂枝 30g，炒白芍 45g，元胡 30g，炙甘草 15g，生姜、大枣各适量。

药物制备 上药除生姜、大枣外，其余药物共研细末，备用。

操作规程 取药末 5g，加生姜 1 片，大枣 1 枚共捣烂成饼，覆脐部，胶布或绷带固定，3～5 日换药 1 次，1 个月为 1 个疗程。

主治 用于十二指肠球部溃疡所致的胃痛。

技术十三

取穴 神阙穴。

用药 鲜吴茱萸叶、鲜橘叶、菖蒲、小茴香根各等份。

药物制备 上药共捣如泥，加白酒适量，烘热。

操作规程 纱布包裹，敷神阙穴，外盖铝纸、纱布，胶布固定，再用热水袋熨之，每次 30～60 分钟，1 日 3 次。

主治 用于胃寒疼痛。

13 呕吐

13.1 概述

13.1.1 概念

呕吐系因胃失和降，胃气上逆，而出现以胃内容物经口吐出为主要临床表现的病证。一般以有物有声谓之呕，有物无声谓之吐，无物有声谓之干呕。呕与吐常同时发生，很难截然分开，故并称为呕吐。干呕与两者虽有区别，但在辨证论治上大致相同。

13.1.2 病因病理

（1）西医病因病理

呕吐是临床上的常见症状，可以出现于多种疾病中，尤其是胃肠疾病。现代医学的急性胃炎、神经性呕吐、心源性呕吐、胃黏膜脱垂症、贲门痉挛、幽门痉挛、幽门梗阻、十二指肠壅积症、肠梗阻、肝炎、胰腺炎、胆囊炎、尿毒症、颅脑疾病以及一些急性传染病等均可导致呕吐。

（2）中医病因病机

外邪犯胃，饮食不节，情志失调，病后体虚均可导致胃失和降，胃气上逆。主要在胃，与肝脾有关，亦可涉及胆腑。胃居中焦，主受纳腐熟水谷，其气以降为顺。外邪、饮食、情志、脏腑失和，干于胃腑，导致胃失和降，均可发为呕吐，所以呕吐病位在胃。除胃以外，尚与肝脾相关，胃气之和降，有赖于脾气的升清运化以及肝气的疏泄条达，若脾失健运，则胃气失和，升降失职；肝失疏泄，则气机逆乱，胃失和降，均可致呕。另外，胆与肝相表里，胆气亦主降，胆腑的功能正常，对脾的运化及胃的和降均有很重要的调节作用，因此，若胆气上逆，亦可导致胃气上逆而发生呕吐。

13.1.3 临床表现

呕吐食物残渣，或清水痰涎，或黄绿色液体，甚则兼夹少许血丝，一日数次不等，持续或反复发作。常兼有脘腹不适，恶心纳呆，泛酸嘈杂等症状。

13.1.4　临床诊断

（1）西医诊断

呕吐食物残渣，或清水痰涎，或黄绿色液体，甚则兼夹少许血丝，一日数次不等，持续或反复发作。常兼有脘腹不适，恶心纳呆，泛酸嘈杂等症状。多有感受外邪、饮食不节，劳倦过度及情志刺激等诱发因素，或有服用化学药物，误食毒物史等。体检可见上腹部压痛或振水声，肠鸣音增强或减弱。辅助检查：胃肠X线检查及内镜检查可明确病变部位及性质。检查肝、肾功能，电解质，血气分析，B超探查肝、胆、胰等有助于鉴别诊断。

（2）中医诊断

实证呕吐，多因外邪、饮食、七情等因素，病邪犯胃所致，发病急骤，病程较短，呕吐量多，呕吐物多酸腐臭秽，或伴有表证，脉实有力。虚证呕吐，常为脾胃虚寒、胃阴不足致胃虚不降而成，起病缓慢，病程较长，呕而无力，时作时止，吐物不多，酸臭不甚，常伴有精神委靡，倦怠乏力，脉弱无力。呕吐物的性质常反映病变的寒热虚实、病变脏腑等，所以临证时应仔细询问并亲自观察呕吐物。如酸腐难闻，多为食积内腐；黄水味苦，多为胆热犯胃；酸水、绿水，多为肝气犯胃；痰浊涎沫，多为痰饮中阻；泛吐清水，多属胃中虚寒，或有虫积；黏沫量少，多属胃阴不足。

13.2　脐疗技术在呕吐中的临床应用

技术一

取穴　神阙穴。

用药　吴茱萸15g，生姜汁1小杯。

药物制备　将吴茱萸研为细末，瓶装备用。

操作规程　取吴茱萸末3～5g，调生姜汁如膏状，把药膏敷在患者脐上，外面用胶布固定，每天换药1次，敷脐的同时，再用艾条悬灸。

主治　用于骤然呕吐清涎，嗳气吞酸，脘胀食少。

技术二

取穴　神阙穴。

用药　生姜1块。

药物制备　生姜捣烂，留渣取汁。

操作规程　用姜渣敷脐，取姜汁1匙内服。

主治 用于呕吐。

技术三

取穴 神阙穴。

用药 开口川椒14粒，生姜适量。

药物制备 川椒微炒研末，用生姜汁调成糊。

操作规程 敷脐部，外盖塑料薄膜，胶布固定，每日1次。每日用热水袋热敷2次，每次20～30分钟。

主治 用于寒邪犯胃呕吐。

技术四

取穴 神阙穴。

用药 生半夏、云苓各2g，生姜适量。

药物制备 将前2味药研为细末用生姜汁调成糊状。

操作规程 取药糊敷于脐部，胶布固定，每日1次，用热水袋热敷15～20分钟。

主治 用于痰浊中阻呕吐。

技术五

取穴 神阙穴。

用药 丁香、吴茱萸、半夏、白术各1g，生姜适量。

药物制备 上药混合捣烂如膏备用。

操作规程 取药膏加黄酒适量炒热，贴于患者脐孔上，外盖纱布，胶布固定，每天换药1次。

主治 用于脾胃虚寒呕吐。

技术六

取穴 神阙穴。

用药 紫苏叶2g，川厚朴2g，半夏2g，黄连3g，吴茱萸0.5g，生姜汁适量。

药物制备 前5味药研细末，生姜汁调如糊状。

操作规程 取药糊敷于脐部，胶布固定，每日1次，用热水袋热敷15～20分钟。

主治 用于肝气犯胃呕吐。

技术七

取穴　神阙穴。

用药　胡椒5g，丁香5g，酒曲3个，生姜汁适量。

药物制备　上药混合捣烂如膏备用。

操作规程　取药膏加黄酒适量炒热，贴于患者脐孔上，外盖纱布，胶布固定，每天换药1次。

主治　用于反胃呕吐。

技术八

取穴　神阙穴。

用药　附片、炮姜、厚朴、半夏、陈皮、当归、川椒各3g。

药物制备　上药共研细末，在锅内炒热，用布包裹。

操作规程　取上药包趁热熨于患者脐部，药冷再炒再熨，持续40分钟，每日2~3次。

主治　用于脾胃虚寒呕吐。

技术九

取穴　神阙穴。

用药　大黄、丁香、甘草各等量。

药物制备　上药混合研细末，过筛备用。

操作规程　取药末10~15g填入患者脐孔内，胶布固定，每天换药1次，贴至病愈停药。

主治　用于胃热呕吐。

技术十

取穴　神阙穴。

用药　炒吴茱萸30g，葱白6g，生姜7g，甲氧氯普胺3片。

药物制备　前3药捣烂做成1个小饼，甲氧氯普胺研末。

操作规程　先将甲氧氯普胺末撒于脐内，然后把药饼贴脐上，纱布覆盖，胶布固定，外加热熨更佳。

主治　用于恶心、呕吐。

技术十一

取穴　神阙穴。

用药 雄黄30g，五倍子30g，枯矾15g，葱头5个，肉桂3g，公丁香0.3g。

药物制备 上药混合研末，过筛备用。

操作规程 用时取药末15g，加黄酒、生姜汁适量调匀成厚泥状，软硬适中，捏成圆形小药饼贴在患者脐孔中，外用纱布覆盖，胶布固定，若外加热，效更佳。

主治 用于反复呕吐不止，不能进食，若食之，则呕吐夹杂食物。

14 膈肌痉挛

14.1 概述

14.1.1 概念

膈肌痉挛俗称呃逆病或胃神经症，属膈肌功能障碍性疾病，系呃逆，吸气时声门突然闭合产生一种呃声，这种膈肌异常的收缩运动是由于迷走神经和膈神经受到刺激所引起。临床上呃逆是一种症状，引起呃逆的原因很多，如平常进食过快，进刺激性食物和吸入冷空气等产生膈肌痉挛，轻者间断打嗝，重者可连续呃逆或呕逆，腹胀、腹痛，个别小便失禁。

14.1.2 病因病理

（1）西医病因病理

西医学中的单纯性膈肌痉挛即属呃逆，在一些疾病如胃肠神经官能症、胃炎、胃扩张、胸腹腔肿瘤、肝硬化晚期、脑血管病、尿毒症以及胸腹手术后也可引起膈肌痉挛。

（2）中医病因病机

饮食不当，情志不遂，正气亏虚引起胃气上逆动膈而成。病理性质有虚实之分，实证多为寒凝、火郁、气滞、痰阻，胃失和降；虚证每由脾肾阳虚，或胃阴耗损等正虚气逆所致。但亦有虚实夹杂并见者。病机转化决定于病邪性质和正气强弱。寒邪可损伤阳气，热邪可损阴耗液，转化为脾胃虚弱证。气郁日久或手术可致瘀，血瘀亦可阻滞胃气。

14.1.3 临床表现

呃逆以气逆上冲，喉间呃呃连声，声短而频，不能自止为主症，其呃声或高或低，或疏或密，间歇时间不定。常伴有胸脘膈间不舒，嘈杂灼热，腹胀嗳气等。

14.1.4 临床诊断

（1）西医诊断

单纯性膈肌痉挛无须做理化检查。胃肠 X 线透视、造影及内镜检查有助于诊断。必要时查肝功能、肾功能、电解质及B超、CT、脑电图等有助于鉴别诊断。

(2) 中医诊断

呃逆以气逆上冲，喉间呃呃连声，声短而频，不能自止为主症，其呃声或高或低，或疏或密，间歇时间不定。常伴有胸脘膈间不舒，嘈杂灼热，腹胀嗳气等。多有受凉、饮食、情志等诱发因素，起病多较急。若一时性气逆而作，无反复发作史，且无明显兼证者，属暂时的生理现象，无须治疗。若呃逆反复发作，兼证明显，或出现在其他急慢性病证过程中，因外感、饮食、情志、脏腑功能失调等原因而发，可视为呃逆病证，当辨证论治。

辨虚实寒热：呃逆初起，呃声响亮，气冲有力，连续发作，脉弦滑者，多属实证；呃声时断时续，呃声低长，气出无力，脉虚弱者，多为虚证；呃声沉缓有力，胃脘不舒，得热则减，遇寒则甚，面青肢冷，舌苔白滑，多为寒证；呃声响亮，声高短促，胃脘灼热，口臭烦渴，面色红赤，便秘溲赤，舌苔黄厚，多为热证。

辨病深临危：老年正虚，重证后期，急危患者，呃逆断续不继，呃声低微，气不得续，饮食难进，脉细沉伏，是元气衰败、胃气将绝之危候。但此时仍需积极救治，尚有转危为安之势。

14.2 脐疗技术在膈肌痉挛中的临床应用

技术一

取穴 神阙穴。

用药 吴茱萸、干姜、丁香各50g，小茴香75g，肉桂、生硫黄各30g，山栀子20g，胡椒5g，荜茇25g。

药物制备 上药共研细末，瓶装备用。

操作规程 取药末25g，加入等量面粉调成糊膏状，敷脐，上盖敷料，胶布固定，或上用热水袋热敷，每次敷贴3~6小时，每日1~2次。

主治 用于胃中寒冷，呃逆沉缓有力。

技术二

取穴 神阙穴。

用药 丁香、沉香、吴茱萸各15g，姜汁、蜂蜜各15ml。

药物制备 将前3味药共研细末，加入姜汁、蜂蜜调和如膏状备用。

操作规程 取药膏适量，敷脐，上盖敷料，胶布固定，每日换药1次。

主治 用于呃逆日久或病后呃逆不休。

技术三

取穴 神阙穴、肾俞穴。

用药 公丁香、母丁香、刀豆壳、柿蒂、油官桂各10g，面粉适量，黄酒适量。

药物制备 将前5味药混合研为细末，过筛后加入面粉适量拌匀，再加入黄酒适量调和，使软硬适度，制成小圆形药饼2个备用。

操作规程 取药饼2个，分别贴于患者神阙穴、肾俞穴上，胶布固定，每天换药1次，10天为1个疗程。

主治 用于呃逆久发不愈。

技术四

取穴 神阙穴。

用药 丁香、附子、干姜、木香、羌活、茴香各等量，食盐250g。

药物制备 上药（除食盐外）共研细末，瓶装备用。食盐炒热，用包裹成1个药熨袋备用。

操作规程 取药末30g撒布于大于脐部的胶布中央，敷贴于患者脐窝上，上盖敷料，将食盐热熨袋放在脐窝处反复熨之。每日1~2次。

主治 用于寒呃。

技术五

取穴 神阙穴。

用药 肉桂、沉香、母丁香、食盐各等量，麦麸90g。

药物制备 前4味药混合研为末，过筛备用。

操作规程 取药末15g撒布于大于脐部的胶布中央，敷贴于患者脐窝上，上盖敷料，麦麸炒热，熨脐上。每日1~2次。

主治 用于呃逆声沉细、呃声短促而气短、动则作呃更甚。

15 腹痛

15.1 概述

15.1.1 概念

腹痛是指胃脘以下、耻骨毛际以上部位发生疼痛为主症的病证。

15.1.2 病因病理

（1）西医病因病理

消化系统疾病最常见症状，多由消化器官膨胀、肌肉痉挛、供血不足或神经受压等因素引起；常见于消化道溃疡、阑尾炎、胃肠道感染、胃癌、肝癌、胆囊炎、胰腺炎、缺血性肠炎和腹膜炎等；其他系统疾病也可引起腹痛，如泌尿系炎症或梗阻、肺部疾病、过敏性紫癜等；腹绞痛由空腔脏器痉挛引起，胆绞痛、肠梗阻等。

（2）中医病因病机

外感时邪，饮食不节，情志失调，阳气素虚均可导致脏腑气机阻滞，气血运行不畅，经脉痹阻，不通则痛，或脏腑经脉失养，不荣而痛。

病理性质不外寒、热、虚、实四端。概而言之，实为邪气郁滞，不通则痛；虚为中脏虚寒，气血不能温养而痛。

病理因素主要有寒凝、火郁、食积、气滞、血瘀。寒、热、虚、实往往相互错杂，或寒热交错，或虚实夹杂，或为虚寒，或为实热，亦可互为因果，互相转化。气滞可影响血脉流通而导致血瘀，血瘀可影响气机通畅而导致气滞。

15.1.3 临床表现

以胃脘以下、耻骨毛际以上部位疼痛为主要表现，其疼痛性质各异，但一般不甚剧烈。起病多缓慢，其痛发或加剧常与饮食、情志、外伤、受凉等因素有关。腹部按之柔软，压痛较轻，无肌紧张及反跳痛。

15.1.4 临床诊断

（1）西医诊断

腹部 X 线、B 超检查以及有关实验室检查有助于诊断、排除外科、妇科疾病所致腹痛以及其他内科病证中出现的腹痛症状。

（2）中医诊断

腹痛拘急，疼痛暴作，痛无间断，坚满急痛，遇冷痛剧，得热则减者，为寒痛；痛在脐腹，痛处有热感，时轻时重，或伴有便秘，得凉痛减者，为热痛。腹痛时轻时重，痛处不定，攻冲作痛，伴胸胁不舒，腹胀，嗳气或矢气则胀痛减轻者，属气滞痛；少腹刺痛，痛无休止，痛处不移，痛处拒按，经常夜间加剧，伴面色晦暗者，为血瘀痛。因饮食不慎，脘腹胀痛，嗳气频作，嗳后稍舒，痛甚欲便，便后痛减者，为伤食痛；暴痛多实，伴腹胀，呕逆，拒按等；久病多虚，痛势绵绵，喜揉喜按。

15.2　脐疗技术在腹痛中的临床应用

技术一

取穴　神阙穴。

用药　胡椒、葱白、百草霜各30g。

药物制备　上药共捣为丸。

操作规程　取药丸纳脐中，外用胶布固定。

主治　用于寒性腹痛。

技术二

取穴　神阙穴、阿是穴。

用药　艾叶适量。

药物制备　揉成绒，用醋炒热。

操作规程　热熨神阙穴及阿是穴，冷则外用热水袋频熨之。

主治　用于虚寒性腹痛。

注意事项　有的方选加：生姜；大葱、食盐；大葱、生姜、小茴香；大葱、生姜、胡椒。

技术三

取穴　神阙穴、阿是穴。

用药　香附30g，鲜生姜、白萝卜各适量。

药物制备　香附烘干研为细末；鲜生姜、白萝卜适量捣烂取汁；用其汁调成膏，纱布包裹。

操作规程　将制好的包裹敷在脐部和阿是穴，外盖纱布，胶布固定。

主治 用于腹痛。

技术四

取穴 神阙穴，阿是穴。

用药 针砂 125g，白矾 15g，硇砂 1.5g，粉霜 1.5g。

药物制备 针砂炒出烟，入后 3 味药，新水拌匀微湿，裹以皮纸贴。

操作规程 安置于怀中候热发，置脐内，汗出痛减。

主治 用于积冷腹痛。

16 泄泻

16.1 概述

16.1.1 概念

泄泻是以排便次数增多、粪质稀溏或完谷不化甚至泻出如水样为主症的病证。

16.1.2 病因病理

（1）西医病因病理

泄泻由肠蠕动增加、肠分泌增多和吸收减少所致；稀水便常见于小肠病变或血管活性肽分泌增多。

（2）中医病因病机

感受外邪，饮食所伤，情志失调，病后体虚，禀赋不足导致脾虚湿盛为泄泻的基本病机。病位在肠，脾失健运是关键，同时与肝、肾密切相关。病理因素与湿邪关系最大，湿为阴邪，易困脾阳，脾受湿困，则运化不健。但可夹寒、夹热、夹滞。急性泄泻因失治或误治，可迁延日久，由实转虚，转为慢性泄泻。日久脾病及肾，可成命门火衰之五更泄泻。若暴泄不止，损气伤津耗液，可成痉、厥、闭、脱等危证，特别是伴有高热、呕吐、热毒甚者尤然。

16.1.3 临床表现

大便稀薄或如水样，或完谷不化，次数增多，可伴腹胀腹痛等症。急性暴泄起病突然，病程短，可伴恶寒、发热等症。慢性久泄起病缓慢，病程较长，反复发作，时轻时重，多由饮食不当、感受寒热或情绪变化而诱发。

16.1.4 临床诊断

（1）西医诊断

具有泄泻的临床表现，大便常规可见少许红、白细胞，大便培养致病菌阳性或阴性。必要时 X 线钡餐照影或纤维结肠镜检查有助于诊断与鉴别诊断。

(2) 中医诊断

当辨清虚、实、寒、热和证候特点。凡病势急骤，脘腹胀满，腹痛拒按，泻后痛减，小便不利者，多属实证；凡病程较长，腹痛不甚且喜按，小便利，口不渴，多属虚证。粪质清稀如水，腹痛喜温，完谷不化，多属寒湿之证；粪便黄褐，味臭较重，泻下急迫，肛门灼热，多属湿热证。久泻迁延不愈，倦怠乏力，稍有饮食不当，或劳倦过度即复发，多以脾虚为主；泄泻反复不愈，每因情志不遂而复发，多为肝郁克脾之证；五更泄泻，完谷不化，腰酸肢冷，多为肾阳不足。泄泻而饮食如常，说明脾胃未败，多为轻证，预后良好；泻而不能食，形体消瘦，或暑湿化火，暴泄无度，或久泄滑脱不禁，均属重证。

16.2 脐疗技术在泄泻中的临床应用

技术一

取穴 神阙穴。

用药 雄黄 10g，五倍子 10g，肉桂 3g，葱白 5 个（连须），麝香 0.3g，食醋适量。

药物制备 将前 3 味药共研细末，加入麝香再碾匀，再把葱白共药末捣烂如泥，以食醋适量掺入共调和如膏状备用。

操作规程 取药膏适量，敷入患者脐孔中央，纱布覆盖，胶布固定，每天换药 1 次，至病愈为止。

主治 用于寒湿泄泻。

技术二

取穴 神阙穴。

用药 苍术 30g。

药物制备 上药研末备用。

操作规程 取药粉 2g，温水调匀敷脐部，外贴胶布，每天换药 1 次。

主治 用于泄泻。

技术三

取穴 神阙穴。

用药 车前子、肉桂各等量。

药物制备 上药研末备用。

操作规程 取药粉 5g，敷脐部，外贴胶布，每天换药 1 次。

主治　用于寒泻。

技术四

取穴　神阙穴。

用药　肉桂3g，硫黄6g，白胡椒1.5g，鸡内金3g，枯矾6g，五倍子6g，新鲜葱头3～5节。

药物制备　除葱头外，上药研末备用。

操作规程　取葱头捣烂，与上药末拌匀，加适量醋调成糊状，平摊于脐部，用纱布覆盖并用胶布贴稳，每天敷2小时即可，每日1次，6次为1个疗程。

主治　若敷药后出现发痒、灼痛等现象，停药后即消失。热泻及痢疾禁用此法。

技术五

取穴　神阙穴。

用药　生黄芪、补骨脂、乌梅炭、五倍子各30g，米壳、肉桂各15g，川连、冰片各6g。

药物制备　上药研末备用。

操作规程　取药粉3g，用生姜汁调成膏状，敷神阙穴，伤湿止痛膏或肤疾宁膏固定，3天换药1次。

主治　用于久泻。

技术六

取穴　神阙穴。

用药　黄连10g，黄芩10g，葛根12g，车前子10g，仙人掌适量。

药物制备　先将前4味药烘干研为细末，仙人掌捣烂与药粉混匀。

操作规程　敷脐上，上盖塑料薄膜，外用胶布固定，每日1次。

主治　用于湿热泄泻。

技术七

取穴　神阙穴。

用药　附子3g，干姜3g，葱白少许，大盐半斤。

药物制备　将前2味药烘干研细末与葱白共捣烂。

操作规程　敷脐，外用胶布固定，再将炒热的盐包热熨于脐上，每日1次，每次30分钟。

主治 用于寒湿泄泻。

技术八

取穴 神阙穴。

用药 五倍子（炒黄）、干姜各10g，吴茱萸、公丁香各5g。

药物制备 共研细末，备用。

操作规程 每次取10g，用温白开水调成软面团状，做成直径5cm的药饼，敷脐部，胶布固定，晚敷晨揭，每天换药1次，连用1～8次。

主治 用于腹泻。

技术九

取穴 神阙穴、命门穴。

用药 白胡椒2份，肉桂1份，丁香1份。

药物制备 烘干，共研细末，过筛，用水或酒精调成膏，纱布包裹。

操作规程 敷神阙穴，并敷命门穴，外用胶布固定，1～2日换药1次，直到病愈为止。

主治 用于腹泻。

技术十

取穴 神阙穴。

用药 滑石30g，酒芍15g，炙甘草6g，炮姜1.5g，丹皮汁适量。

药物制备 本品研细末，将滑石用丹皮汁浸煮收干，再加入其他药，用水调成膏。

操作规程 敷脐。

主治 用于热泻。

技术十一

取穴 神阙穴。

用药 肉桂、苍术各等量。

药物制备 共研细末备用。

操作规程 取药粉1～3g，温水调匀敷脐部，外贴胶布固定，每天换药1次，连用10次为1个疗程。

主治 用于五更泻。

技术十二

取穴　神阙穴。

用药　槟榔10g，枳实10g，神曲6g，山楂6g，大黄5g。

药物制备　上药烘干共研细末，取药末3g，用生姜汁调成糊状，或加糯米制成饼状。

操作规程　敷于脐部，外用胶布固定，每日1～2次，用热水袋热敷15～30分钟。

主治　用于食滞泄泻。

技术十三

取穴　神阙穴。

用药　白芥子200g，鲜生姜200g，红皮大蒜5个（去皮），香油300g，黄丹200g。

药物制备　除黄丹外，其余药物放入香油中文火煎枯，过滤去渣，再熬油至滴水成珠，下黄丹搅匀待冷却即成。

操作规程　临用时将膏药摊于牛皮纸上，贴在患者脐眼上，外以胶布固定，每天换药1次，贴药后脐孔灼热发痒时可揭掉，待不痒时再续贴。

主治　用于脾虚泄泻。

17 痢疾

17.1 概述

17.1.1 概念

痢疾是以大便次数增多，腹痛，里急后重，痢下赤白黏胨为主症的病证。

17.1.2 病因病理

（1）西医病因病理

黏液脓血便常见于结肠炎、肿瘤或溃疡，里急后重是直肠受刺激的表现。

（2）中医病因病机

外感时邪、饮食不节而致本病，病机主要为邪蕴肠腑，气血壅滞，传导失司，脂络受伤而成痢。疫毒、湿热、寒湿内蕴肠腑，腑气窒滞，气滞血阻，气血与邪气相搏结，脂络受伤，腐败化为脓血而痢下赤白；气机阻滞，腑气不通，闭塞滞下，故见腹痛，里急后重。

本病初期多实证。疫毒内侵，毒盛于里，熏灼肠道，耗伤气血，下痢鲜紫脓血，壮热口渴，为疫毒痢；外感湿热或湿热内生，壅滞腑气，则成下痢赤白，肛门灼热之湿热痢。寒湿阴邪，内困脾土，脾失健运，邪留肠中，气机阻滞，则为下痢白多赤少之寒湿痢。下痢日久，可由实转虚或虚实夹杂，寒热并见。

17.1.3 临床表现

本病多有饮食不节、饮食不洁史，或有痢疾患者接触史。多起病急骤，临床多表现为腹痛、里急后重、便次增多，大便常有脓血黏液。疫毒痢病情严重而病势凶险，以儿童为多见。急骤起病，在腹痛、腹泻尚未出现之时，即有高热神疲，四肢厥冷，面色青灰，呼吸浅表，神昏惊厥，而痢下、呕吐并不一定严重。急性痢疾发病骤急，可伴有恶寒发热；慢性痢疾则反复发作，迁延不愈。常见于夏秋季节。

17.1.4 临床诊断

（1）西医诊断

有上述临床表现，血常规、大便常规、X线钡餐造影及纤维乙状结肠镜检查有助于诊断及鉴别诊断。

（2）中医诊断

一般来说，初痢及年轻体壮患痢者多实；久痢及年高体弱患痢者多虚。腹痛胀满，痛而拒按，痛时窘迫欲便，便后里急后重暂时减轻者为实；腹痛绵绵，痛而喜按，便后里急后重不减，坠胀甚者为虚。大便排出脓血，色鲜红，赤白甚至紫黑，浓厚黏稠腥臭，腹痛，里急后重感明显，口渴喜冷饮，或口臭，小便黄或短赤，舌红苔黄腻，脉滑数者属热；大便排出赤白，色晦暗，清淡无臭，腹痛喜按，里急后重不明显，面白肢冷形寒，舌淡苔白，脉沉细者属寒。滑脱不尽者，属虚寒。一般不能通过痢色辨寒热，而主要用来辨气血。痢下白脓，白多赤少，多属气分；痢下赤脓，或赤多白少，为邪伤血分；痢下纯血鲜红，为热毒炽盛，热迫血行；赤白相杂，为湿热并重，气血俱伤；痢下紫黑，为瘀血内阻。

17.2　脐疗技术在痢疾中的临床应用

技术一

取穴　神阙穴。

用药　滑石6g，甘草1g，鲜车前草30g。

药物制备　先将滑石、甘草共研细末，再以药末与车前草共捣烂调成厚膏备用。

操作规程　取药膏适量，敷贴在患者脐上，外用纱布覆盖，用胶布固定，每天换药1～2次，至病愈为止。

主治　用于湿热痢疾。

技术二

取穴　神阙穴。

用药　黄连、黄芩各10g，白芍12g，大黄6g，木香10g，大蒜2头。

药物制备　将前5味药研为细末备用。

操作规程　取药粉10g，与大蒜共捣烂如泥，制成饼状敷肚脐，用塑料布覆盖，外用胶布固定，每日1次。

主治　用于湿热痢疾。

技术三

取穴　神阙穴。

用药　干苦参90g，干马齿苋90g。

药物制备 将上药放入砂锅中烘脆，共研细末，装瓶备用。

操作规程 取上药末15g，以温开水调和拌匀做成小药饼，敷贴于患者脐上，外用橡皮膏贴紧，每天换药1次，连敷3天可病愈。

主治 用于细菌性痢疾。

技术四

取穴 神阙穴。

用药 吴茱萸30g。

药物制备 将吴茱萸研为细末，装瓶备用。

操作规程 取药末15g，温开水办成糊，涂布于脐窝内，外以纱布盖上，胶布固定，每日1次。

主治 用于冷痢。

技术五

取穴 神阙穴。

用药 巴豆1份，大黄3份。

药物制备 将上药研为细末备用。

操作规程 取药粉3g与热糯米饭混匀，制饼敷脐，外用胶布封固。每日1次，用热水袋热敷15～30分钟。

主治 用于寒湿痢。

技术六

取穴 神阙穴。

用药 吴茱萸6g，大蒜30g。

药物制备 上药共捣烂，加温水调为糊状。

操作规程 敷脐部，敷药前，现在脐部涂一层凡士林，以防起疱。

主治 用于痢疾。

技术七

取穴 神阙穴。

用药 大黄30g，川连、木香各等量。

药物制备 将上药研细末，取药末适量雨食醋拌和调制成厚泥状，捏成圆形如弹子大药丸备用。

操作规程 取药丸1枚，纳入患者脐孔中，以纱布覆盖，胶布固定，每天换药1次，至病愈为度。

主治　用于湿热痢。

技术八

取穴　神阙穴。

用药　乳香15g，没药15g，木鳖子10个，柳枝49节如筋大，杏仁49个，桃枝42指9节长。

药物制备　用香油210g，将木鳖子以下4味药入油内炸枯，去渣，用黄丹90g熬成膏。

操作规程　将乳香、没药研细末，加麝香0.3g，拌匀入膏中，以狗皮摊膏贴脐上。

主治　用于泻痢。

技术九

取穴　神阙穴。

用药　苍术、甘草、陈皮、厚朴各10g。

药物制备　上药制成粗末。

操作规程　用布包之，放在肚上，将熨斗盛火熨布上，逼药气入腹，病者觉腹中爽快，即将药放枕头下，以受药气，1日连熨3～5次，痛痢渐止，口中即饮食。

主治　用于噤口痢。

技术十

取穴　神阙穴。

用药　人参3g，白术10g，丁香6g，肉桂6g，赤石脂10g，枯矾10g。

药物制备　将上药制成细末。

操作规程　取药粉适量，直接填入肚脐，外用胶布固定，每日1～2次，每日用热水袋热敷2～3次，每次15～50分钟。

主治　用于虚寒口痢。

18 便秘

18.1 概述

18.1.1 概念

便秘是指粪便在肠内滞留过久，秘结不通，排便周期延长，或周期不长，但粪质干结，排出艰难，或粪质不硬，虽有便意，但便而不畅的病证。

18.1.2 病因病理

（1）西医病因病理

本病多由平滑肌、腹肌、膈肌、肛提肌张力减低，直肠痉挛、直肠反射减弱或消失所致，肠腔内机械性梗阻或肠腔外受压也可引起便秘；常见于身体虚弱、习惯性便秘及结肠、直肠、肛门肿瘤或肠易激综合征等。

（2）中医病因病机

饮食不节，情志失调，年老体虚，感受外邪均可导致本病，病机主要是热结、气滞、寒凝、气血阴阳亏虚引起肠道传导失司所致。便秘的病性可概括为寒、热、虚、实四个方面。实者包括热秘、气秘和冷秘，虚者当辨气虚、血虚、阴虚和阳虚的不同。

18.1.3 临床表现

便时间延长，次数减少，三天以上一次；或粪质干燥坚硬，便下困难；或排出无力，出而不畅。可伴腹胀、腹痛、纳呆、头晕、口臭、肛裂、痔疮、排便带血以及汗出气短、头晕心悸等症。发病常与外感寒热、饮食情志、脏腑失调、坐卧少动、年老体弱等因素有关。起病缓慢，多表现为慢性病变过程。本病证中老年多发，女性多见。并应除外其他内科疾病中所出现的便秘症状。

18.1.4 临床诊断

（1）西医诊断

具有上述临床表现，结合纤维结肠镜等有关检查，常有助于排除肠道器质性病变。

(2) 中医诊断

实者多由燥热、寒结、气滞所引起，粪质干燥坚硬，便下困难，肛门灼热，舌苔黄燥或垢腻，属燥热内结；粪质干结，排出艰难，舌淡苔白滑，多为阴寒凝滞；粪质不甚干结，排出断续不畅多为气滞。粪质不干，欲便不出，便下无力，多为气虚。大便干或不干，伴四肢不温，腰膝冷痛痛，属阳虚便秘；大便干结，伴面色无华，舌淡脉细者，属血虚；大便干结，舌红少津，无苔或少苔，为阴津亏少；舌淡苔少，系气血不足。

18.2　脐疗技术在便秘中的临床应用

技术一

取穴　神阙穴。
用药　皮硝6g，皂角1.5g。
药物制备　将皮硝用水化开，入皂角碎末共捣烂成饼状。
操作规程　将制好的药饼敷脐上，外敷纱布，用胶布固定，每日换药1次。
主治　用于热秘。

技术二

取穴　神阙穴。
用药　大黄60g，黄芩、黄连、茵陈、甘草各15g，平胃散。
药物制备　将前5味药共研末，和平胃散以姜汁调匀。
操作规程　将制好的药泥敷脐上，外敷纱布，用胶布固定，每日换药1次。
主治　用于热秘。

技术三

取穴　神阙穴。
用药　巴豆、附子、大黄各10g。
药物制备　将上药共研细末，用姜汁调成厚泥状，捏成药饼。
操作规程　将制好的药饼敷脐上，外敷纱布，用胶布固定，每日换药1次。
主治　用于寒积便秘。

技术四

取穴　神阙穴。
用药　大黄、芒硝、枳实各等份，蓖麻仁适量。

药物制备 将前3味药研为细末，取药粉5g，用蓖麻仁去壳捣烂同药粉混合成糊状。

操作规程 敷于脐上，外敷塑料薄膜，用胶布固定，每日1次。

主治 用于热秘。

技术五

取穴 神阙穴。

用药 白术5g，黄芪5g，葱白、生姜、蜂蜜适量。

药物制备 将前2味药研为细末，与葱、姜共捣如泥，再加蜂蜜少许共捣，制成饼状。

操作规程 将制好的药饼敷脐上，外敷纱布，用胶布固定，用热水袋热敷15～30分钟，每日1次。

主治 用于虚秘。

技术六

取穴 神阙穴。

用药 当归30g，大黄15g，芒硝、甘草各10g。

药物制备 将上药研为细末，加水适量熬成浓膏状，备用。

操作规程 取药膏适量摊布在纱布上，将其敷贴在患者脐上，再以胶布固定，一般贴药12～24小时大便即通。

主治 用于血虚津少，大便燥结。

技术七

取穴 神阙穴。

用药 生甘遂3g，冰片1g，食盐4g。

药物制备 上药共研细末，和匀。

操作规程 将药末撒入神阙穴内，取艾绒0.1g做成圆锥状，置于药末上灸之，每次5～7壮。若症状较轻者，亦可以药末撒入穴内，外盖纱布，胶布固定，每日1次。

主治 用于热秘。

技术八

取穴 神阙穴。

用药 槟榔、枳实各10g，沉香、大黄各5g，葱白适量。

药物制备 前4味药共研细末备用。

操作规程 取药粉3g与葱白共捣如泥，敷于脐部，外用胶布封固。每日1次，用热水袋热敷。

主治 用于气秘。

技术九

取穴 神阙穴。

用药 大黄10g，莱菔子12g，葱头、食盐各适量。

药物制备 前2味药共研细末，与后2味药共捣烂如膏状，在锅内炒热。

操作规程 趁热敷于脐部，盖以纱布，胶布固定，每天换药1次。

主治 用于大便秘结。

技术十

取穴 神阙穴、关元穴、中脘穴。

用药 生姜3片，艾炷适量，食盐3g。

药物制备 艾炷制成如枣核大。

操作规程 先把食盐3g放神阙穴内，研末少许撒在关元穴、中脘穴上，姜片3枚分别放在上述穴位上，上置艾炷点燃，连续灸20分钟，至皮肤发红，每日灸1次或隔日灸1次。

主治 用于习惯性便秘。

技术十一

取穴 神阙穴。

用药 白芥子、郁金、乌药、细辛、木香、降香、砂仁。

药物制备 上药共研细末水泛为丸。

操作规程 填脐，再用炒盐布包熨胸部，或掩脐部，以碗盖之。

主治 用于便秘者，寒热腹痛，肠缩则绞痛。

19 头痛

19.1 概述

19.1.1 概念

头痛是临床常见的自觉症状，可单独出现，亦见于多种疾病的过程中。本节所讨论的头痛，是指因外感六淫、内伤杂病而引起的，以头痛为主要表现的一类病证。

19.1.2 病因病理

（1）西医病因病理

头痛可见于西医学内、外、神经、精神、五官等各科疾病中。本节所涉及的主要为内科常见的头痛，如血管性头痛、紧张性头痛、三叉神经痛、外伤后头痛、部分颅内疾病、神经官能症及某些感染性疾病、五官科疾病的头痛等。

（2）中医病因病机

头痛的病因不外外感与内伤两类：感受外邪，情志失调，先天不足或房事不节，饮食劳倦及体虚久病，头部外伤或久病入络。基本病机为不通则痛，不荣则痛。外感头痛属表属实；内伤头痛中气血亏虚、肾精不足之头痛属虚证，肝阳、痰浊、瘀血所致之头痛多属实证。虚实在一定条件下可以相互转化。

19.1.3 临床表现

以头部疼痛为主要临床表现。

19.1.4 临床诊断

（1）西医诊断

以头部疼痛为主要临床表现。头痛部位可发生在前额、两颞、颠顶、枕项或全头部。疼痛性质可为跳痛、刺痛、胀痛、灼痛、重痛、空痛、昏痛、隐痛等。头痛发作形式可为突然发作，或缓慢起病，或反复发作，时痛时止。疼痛的持续时间可长可短，可数分钟、数小时或数天、数周，甚则长期疼痛不已。外感头痛者多有起居不慎，感受外邪的病史；内伤头痛者常有饮食、劳倦、房事不节、病后体虚等病史。头痛的诊断应注重病史及临床症状特点。此外，还应常规做血压、血常规等项检查，必要时可做颅多普勒、脑电图、脑脊液、颅脑CT或磁共振等项检查以明确头痛的病因。如疑为眼、耳、鼻、口腔疾病所导致者，可做五官科相应检查。

（2）中医诊断

外感头痛因外邪致病，属实证，起病较急，一般疼痛较剧，多表现为掣痛、跳痛、灼痛、胀痛、重痛，痛无休止。内伤头痛以虚证或虚实夹杂证为多见，如起病缓慢，疼痛较轻，表现为隐痛、空痛、昏痛，痛势悠悠，遇劳加重，时作时止，多属虚证；如因肝阳、痰痛。各种头痛迁延不愈，病久入络，又可转变为与血瘀头痛。大抵太阳头痛，在头后部，下连于项；阳明头痛，在前额部及眉棱骨等处；少阳头痛，在头之两侧，并连及于耳；厥阴头痛则在颠顶部位，或连目系。

19.2　脐疗技术在头痛中的临床应用

技术一

取穴　神阙穴。

用药　胡椒30g，葱白适量，百草霜30g。

药物制备　胡椒研细末并与百草霜混合均匀，备用。

操作规程　取药末6g，同葱白捣烂如泥，敷患者脐部，盖以纱布，胶布固定。敷药后嘱患者覆被、吃热粥以助发汗，汗出痛止。

主治　用于风寒头痛。

技术二

取穴　神阙穴。

用药　川芎、白芷、藁本各3g，茶叶1撮。

药物制备　前3味药研细末备用。

操作规程　取药末适量，用浓茶水调敷于脐部，胶布固定，每日换药1次。

主治　用于外感头痛。

技术三

取穴　神阙穴，双侧太阳穴。

用药　山豆根10g，蚕砂15g，生石膏30g。

药物制备　上药共研细末，瓶装备用。

操作规程　取药末适量，用醋或香油调敷神阙穴及双侧太阳穴上，盖以纱布，胶布固定。

主治　用于高热头痛。

技术四

取穴　神阙穴。

用药　天麻、生牡蛎、栀子各3g，活蚯蚓适量。

药物制备　前3味药共细末以蚯蚓同捣烂如泥。

操作规程　敷脐，每日换药1次。

主治　用于肝阳头痛。

技术五

取穴　神阙穴、双侧太阳穴。

用药　石决明60g，草决明60g。

药物制备　上药共研细末，瓶装备用。

操作规程　取药末适量以浓茶汁调敷神阙穴或两侧太阳穴，干则换药。

主治　用于肝阳头痛。

技术六

取穴　神阙穴。

用药　生石膏60g，白芷10g，薄荷10g，栀子仁15g。

药物制备　上药共研细末，瓶装备用。

操作规程　取药末适量，填入脐孔内，伤湿止痛膏固定。另取药末适量，以浓茶汁调匀，布包裹敷前额，以带束之。

主治　用于风热头痛。

技术七

取穴　神阙穴。

用药　红花、桃仁各10g，川芎30g，白芷30g，细辛6g，全蝎10g，麝香0.9g。

药物制备　上药研细末混匀，备用。

操作规程　去药粉适量，加少许白酒调敷脐部，胶布固定。每2~3日换药1次，每日用热水袋热敷15~30分钟。

主治　用于血瘀头痛。

技术八

取穴 神阙穴。

用药 白芷、川芎各0.5g，生石膏1g。

药物制备 上药共研细末，瓶装备用。

操作规程 填脐内，伤湿止痛膏固定。

主治 用于偏头痛。

20 偏头痛

20.1 概述

20.1.1 概念

偏头痛是一类有家族发病倾向的周期性发作疾病，表现为发作性的偏侧搏动性头痛，伴恶心、呕吐及羞明，经一段歇期后再次发病，在安静、黑暗环境内或睡眠后头痛缓解。

20.1.2 病因病理

(1) 西医病因病理

精神心理压力大、情绪抑郁或情绪变化剧烈，饮食不当，过度锻炼，睡眠不规律都能导致偏头痛。另外，药物和气候也可诱发偏头痛。

(2) 中医病因病机

感受风邪、情志内伤、饮食不节、忧思劳累、久病致瘀的基础上造成肝脾肾等脏腑功能失调，风袭脑络、风阻内动、痰浊阻滞、瘀血阻络所致。

20.1.3 临床表现

女性占2/3以上，10岁前、20岁前、40岁前发病分别为25%、55%、90%。大多数患者有偏头痛家族史，发作前数小时至数天伴前驱症状，如呕吐、畏光、畏声、抑郁或倦怠等，10%的患者有视觉或其他先兆，发作频度每周至每年1次至数次不等，偶有持续性发作病例。

20.1.4 临床诊断

(1) 西医诊断

先兆偏头痛神经影像学可显示缺血性损害而呈偏头痛梗死，但应排除血栓形成——栓塞性短暂性脑缺血发作和其他颅内病变。眼肌麻痹性偏头痛要通过有关检查排除鞍旁病变。视网膜性偏头痛应除外栓塞存在。

(2) 中医诊断

瘀阻脑络：偏头痛偏于头部一侧，呈现痛如锥刺，痛处固定，日轻夜重，病程较长，反复发作，经久不愈，健忘心悸，妇女有月经失调，舌质紫暗，脉弦涩。

风客脑络：偏头痛偏于头部一侧或全头痛，呈现痛因风寒而诱发，呈跳痛或掣痛，舌淡红苔薄白，脉弦而紧。

肝气郁结：偏头痛偏于头部一侧，呈胀痛伴眩晕，心烦失眠，两胁窜痛，每因情绪激动、恼怒而诱发，口苦，舌淡红苔白，脉弦。

肝阳上亢：偏头痛偏于头部一侧，呈胀痛或抽掣痛，痛时面红耳鸣，心烦易怒，舌红少苔，脉弦细而数。

痰浊上蒙：偏头痛偏于头部一侧，呈沉重而昏矇，胸脘满闷，呕恶纳呆，吐痰涎，舌苔白腻，脉弦滑。

肝肾阴虚：偏头痛偏于头部一侧，呈现时轻时重，脑空耳鸣，腰膝酸软，咽干口燥，心烦失眠，舌红少苔，脉弦细数。

气血两虚：偏头痛偏于头部一侧，痛而乏力，遇劳加剧，汗出气短，畏风怕冷；痛而且晕，心悸不宁，面色少华，神疲，舌质淡、苔薄白，脉细弱。

脾肾阳虚：偏头痛偏于头部一侧，呈日久不愈，劳累或受寒即发或加重，神疲乏力，形寒肢冷，便溏纳差，腰腿酸痛，舌淡胖，苔白，脉沉细。

20.2　脐疗技术偏头痛的临床应用

技术一

取穴　神阙穴。

用药　荜茇3g，细辛6g，干姜10g。

药物制备　三味药混匀共研细末，备用。

操作规程　取药末适量加酒调敷脐部，盖以纱布，胶布固定。

主治　用于肾虚精亏型头痛。

技术二

取穴　神阙穴。

用药　胡椒10粒，百草霜15g，葱白30g。

药物制备　上药共捣为膏。

操作规程　敷于脐部，常规发固定。

主治　用于头痛。

21 眩晕

21.1 概述

21.1.1 概念

眩是指眼花或眼前发黑，晕是指头晕甚或感觉自身或外界景物旋转。两者常同时并见，故统称为“眩晕”。轻者闭目即止；重者如坐车船，旋转不定，不能站立或伴有恶心、呕吐汗出甚则昏倒等症状。

21.1.2 病因病理

（1）西医病因病理

眩晕是临床常见症状，可见于梅尼埃综合征、高血压病、低血压、脑动脉硬化、椎-基底动脉供血不足、贫血、神经衰弱等多种疾病。

系统性眩晕：是由前庭系统病变引起的。周围性眩晕（真性眩晕）：是由前庭感受器及前庭神经颅外段病变引起。中枢性眩晕（假性眩晕）：是由前庭神经颅内段、前庭神经核、核上纤维、内侧纵束及皮质和小脑的前庭代表区病变所致。非系统性眩晕：是由前庭系统以外的前庭神经颅外段全身系统病变引起的。

（2）中医病因病机

情志不遂，年高肾亏，饮食不节，跌仆损伤，瘀血内阻可导致本病。

基本病机：虚者为髓海不足，或气血亏虚，清窍失养；实者为风、火、痰、瘀扰乱清空。

病理性质：以虚者居多，气虚血亏、髓海空虚、肝肾不足所导致的眩晕多属虚证；因痰浊中阻、瘀血阻络、肝阳上亢所导致的眩晕属实证。

病理因素：风、火、痰、瘀。

21.1.3 临床表现

头晕目眩，视物旋转，轻者闭目即止，重者如坐车船，甚则仆倒。

21.1.4 临床诊断

（1）西医诊断

头晕目眩，视物旋转，轻者闭目即止，重者如坐车船，甚则仆倒。严重者可伴有头痛、项强、恶心呕吐、眼球震颤、耳鸣耳聋、汗出、面色苍白等表现。多有情志不遂、年高体虚、饮食不节、跌仆损伤等病史。测血压、查心电图、超声心动、检查眼底、肾功能等，有助于明确诊断高血压病及高血压危象和低血压。查颈椎X线片，经颅多普勒检查有助于诊断椎-基底动脉供血不足、颈椎病、脑动脉硬化，必要时做CT及磁共振以进一步明确诊断。检查电测听、脑干诱发电位等，有助于诊断梅尼埃综合征。检查血常规及血液系统检验有助于诊断贫血。

（2）中医诊断

眩晕病在清窍，但与肝、脾、肾三脏功能失调密切相关。肝阳上亢之眩晕兼见头胀痛、面色潮红、急躁易怒、口苦脉弦等症状。脾胃虚弱，气血不足之眩晕，兼有纳呆、乏力、面色㿠白等症状。脾失健运，痰湿中阻之眩晕，兼见纳呆呕恶、头痛、苔腻诸症。肾精不足之眩晕，多兼有腰酸腿软、耳鸣如蝉等症。凡病程较长，反复发作，遇劳即发，伴两目干涩，腰膝酸软，或面色㿠白，神疲乏力，脉细或弱者，多属虚证，由精血不足或气血亏虚所致。凡病程短，或突然发作，眩晕重，视物旋转，伴呕恶痰涎，头痛，面赤，形体壮实者，多属实证。其中，痰湿所致者，头重昏矇，胸闷呕恶，苔腻脉滑；瘀血所致者，头昏头痛，痛点固定，唇舌紫暗，舌有瘀斑；肝阳风火所致者，眩晕，面赤，烦躁，口苦，肢麻震颤，甚则昏仆，脉弦有力。

21.2 脐疗技术在眩晕中的临床应用

技术一

取穴 神阙穴。

用药 白芥子30g，胆南星15g，白矾15g，川芎10g，郁金10g，生姜汁适量。

药物制备 将5味药共研细末，瓶装备用。

操作规程 取药末15g，加入生姜汁调和如厚膏状，贴于患者脐孔上，盖以纱布，胶布固定，每天换药1次，15天为1个疗程。通常5～7天有效，连续用药1～2个月。

主治 用于痰浊内蕴型眩晕。

技术二

取穴 神阙穴。

用药 生半夏10g，苍术10g，天麻10g，白芥子10g，生姜适量。

药物制备 将5味药共研细末，瓶装备用。

操作规程　取药末15g，加入生姜汁调和如厚膏状，贴于患者脐孔上，盖以纱布，胶布固定，每天换药1次，15天为1个疗程。通常5～7天有效，连续用药1～2个月。

主治　用于痰浊内蕴型眩晕。

技术三

取穴　神阙穴。

用药　天麻10g，钩藤15g，生石决明15g，芦荟6g，活蚯蚓适量。

药物制备　将前4味药共研细末，瓶装备用。

操作规程　取药末6g与活蚯蚓共捣烂敷脐部，胶布固定，每2天换药1次。

主治　用于肝阳上亢型眩晕。

技术四

取穴　神阙穴、涌泉穴。

用药　吴茱萸100g，龙胆草50g，土硫黄20g，朱砂15g，明矾30g，小蓟根汁适量。

药物制备　将5味药共研细末，过筛，加小蓟根汁调成糊备用。

操作规程　取药糊敷于患者神阙穴及双侧涌泉穴上，每穴用药10～15g，上盖纱布，胶布固定，2日换药1次，1个月为1个疗程。一般7～10天见效，2～3个疗程可愈。

主治　用于肝阳上亢型眩晕。

技术五

取穴　神阙穴。

用药　吴茱萸30g，川芎30g，白芷30g。

药物制备　上药共研细末，瓶装备用。

操作规程　取药末适量，用脱脂棉裹如小球状，填入患者脐孔中，稍压劳，胶布固定，一般连贴1～10次。如患者自觉脐部发痒则揭去药物，待不痒时再续填药物。

主治　用于肝阳上亢型眩晕。

技术六

取穴　神阙穴。

用药　吴茱萸30g，半夏15g，熟大黄10g，生姜30g，葱白（连须）7根。

药物制备　共为粗末，放铁锅内，加醋适量，热炒，分作两份，纱布包裹。

操作规程　趁热放脐上熨之，两包轮流，冷则换之，每次 30～60 分钟。每日 2～3 次，连用 3～7 天。

主治　用于眩晕症。

技术七

取穴　神阙穴。

用药　人参 6g，白术 10g，当归 10g，吴茱萸 6g。

药物制备　上药共为细末，备用。

操作规程　取药末 3g，用人乳汁调糊敷脐，胶布固定，3 天换药 1 次，每天用热水袋热敷 15～30 分钟。

主治　用于气血亏虚型眩晕。

22 积聚

22.1 概述

22.1.1 概念

积聚是腹内结块，或痛或胀的病证。分别言之，积属有形，结块固定不移，痛有定处，病在血分，是为脏病；聚属无形，包块聚散无常，痛无定处，病在气分，是为腑病。因积与聚关系密切，故两者往往一并论述。

22.1.2 病因病理

（1）西医病因病理

凡多种原因引起的肝脾肿大、增生型肠结核、腹腔肿瘤等，多属“积”之范畴；胃肠功能紊乱、不完全性肠梗阻等原因所致的包块，则与“聚”关系密切。

（2）中医病因病机

情志失调，饮食所伤，感受寒邪，病后所致均可导致积聚的形成。

基本病机：积聚病机主要是气机阻滞，瘀血内结。两者比较，聚证以气滞为主，积证以血瘀为主。

病理性质：早期多属实；中期虚实夹杂；后期，气血衰少，以正虚为主。

病机转化：聚证病程较短，一般预后良好。少数聚证日久不愈，可以由气入血转化成积证。癥日久，瘀阻气滞，脾运失健，生化乏源，可导致气虚、血虚，甚或气阴并亏。若正气愈亏，气虚血涩，则积愈加不易消散，甚则逐渐增大。

22.1.3 临床表现

腹腔内有可拍及的包块，常有腹部胀闷或疼痛不适等症状。

22.1.4 临床诊断

（1）西医诊断

瘕聚多属空腔脏器胃肠的炎症、痉挛、梗阻等病变。依据病史、症状、体征大致可作出诊断，必要时可配合腹部 X 片、B 超等检查。癥积多为肝脾肿大、腹腔肿瘤、增生型肠结核，必须结合 B 超、CT、磁共振、X 线片、病理组织活检及有关血液检查，以明确诊断。如积块日趋肿大，坚硬不平，应排除恶性病变。

（2）中医诊断

积聚的辨证论治须根据病史长短。邪正盛衰以及伴随症状，辨其虚实之主次。聚证多实证。积证初起，正气未虚，以邪实为主；中期，积块较硬，正气渐伤，邪实正虚，后期日久，瘀结不去，则以正虚为主。

22.2 脐疗技术在积聚中的临床应用

技术一

取穴 神阙穴。

用药 阿魏45g，雄黄30g，白矾30g，炮山甲15g，鳖甲15g，土鳖虫10g，木鳖子10g，面粉适量。

药物制备 将上药共研细末，瓶装备用。

操作规程 用时取药末适量与面粉拌匀，加温水少量调和成厚膏状。取药膏10～15g直接敷布在患者脐孔上，外用蜡纸或纱布覆盖，再以胶布固定。每天换药1次。同时也要将膏药敷在包块上，敷药后脐部皮肤发痒时，可拿掉膏药，频敷频换。敷至大便次数增多时，即为药效的表现。

主治 用于瘀血内结积证。

技术二

取穴 神阙穴。

用药 莪术、三棱、川芎、赤芍、当归各6g，米醋适量。

药物制备 将上药共研细末，瓶装备用。

操作规程 取粉末10～15g，以米醋调和成厚膏，以膏适量敷布于患者脐中和痞块局部，盖以纱布，胶布固定，一般2天换药1次，10天为1个疗程。

主治 用于血痞。

技术三

取穴 神阙穴。

用药 制香附100g，广郁金35g，炒枳壳50g，炒僵蚕15g。

药物制备 将上药共研细末，瓶装备用。

操作规程 取药末5～10g，敷于患者脐窝内，盖以纱布，胶布固定。每1～2日换药1次，或用白酒调本散敷于患者脐中。

主治 用于聚证。

技术四

取穴 神阙穴。

用药 水红花或其种子50g，阿魏30g，樟脑10g。

药物制备 将水红花或其种子捣碎，水煎浓汁，加入阿魏、樟脑分，熬成膏状，备用。

操作规程 取膏适量，用厚布摊膏药分贴患者脐部、肝脾肿块处，外以胶布固定，贴至脐部皮肤发痒时揭掉膏药，休息1~2天皮肤不痒时，再更换贴1次。频贴频换，则痞块逐渐缩小而消失。

主治 用于腹部痞块，胁下包块坚硬。

技术五

取穴 神阙穴。

用药 苏子、白芥子、莱菔子、香附、山楂核各15g，七宝膏药肉适量。

药物制备 将前5味药共研细末，瓶装备用。

操作规程 用时将七宝膏药肉置水浴上溶化，加入适量药末，搅匀，分摊雨布上，每帖重20~25g，贴于患者脐孔上，每3天换药1次，5次为1个疗程。

主治 用于聚证。

技术六

取穴 神阙穴。

用药 朴硝、独头蒜、阿魏各等量。

药物制备 上药混合捣烂，制成药饼2个，备用。

操作规程 取药饼分别贴于患者脐窝上和痞块表面，盖以纱布，胶布固定，每隔3天换药1次。

主治 用于胁下痞块。

技术七

取穴 神阙穴。

用药 皮硝6g，生栀子、巴豆、杏仁、葱根各7个，独头蒜1个，白面适量，白酒1盅。

药物制备 上药共捣烂，调匀，加酵母10g。

操作规程 敷脐部，纱布包扎，1昼夜取下，1周后再敷。一般3~5次即可。敷药后除局部水疱或皮肤潮红，未有其他副作用。

主治 用于脾肿大。

23 尿潴留

23.1 概述

23.1.1 概念

尿潴留是指膀胱内充满尿液而不能排出。中医称“癃闭”。

23.1.2 病因病理

(1) 西医病因病理

神经性尿闭、膀胱括约肌痉挛、尿道结石、尿路肿瘤、尿道损伤、尿道狭窄、前列腺增生症、脊髓炎等疾病导致尿潴留及无尿症。

(2) 中医病因病机

癃闭的主要病因：外邪侵袭，饮食不节，情志内伤，瘀浊内停，体虚久病五种。

基本病理机制：膀胱气化功能失调。

基本病理：膀胱气化功能失调。其病理性质有虚实之分，其病理因素有湿热、热毒、气滞及痰瘀。

23.1.3 临床表现

起病急骤或逐渐加重，主症为小便不利，点滴不畅；甚或小便闭塞，点滴全无，每日尿量明显减少，甚或伴有水肿、头晕、喘促等肾元衰竭证候。多见于老年男性或产后妇女及腹部手术后患者；或患有水肿、淋证、消渴等病，迁延日久不愈之病人。

23.1.4 临床诊断

(1) 西医诊断

具备上述临床表现，首先应通过体格检查与膀胱 B 超判断有否尿潴留，有尿潴留者，再做尿流动力学检查，以明确有否机械性尿路阻塞。有尿路阻塞者，再通过肛指检查，前列腺 B 超、尿道、膀胱造影 X 线摄片，前列腺癌特异性抗原等检查以明确尿路阻塞的病因，如前列腺肥大、前列腺癌、尿道结石、尿道外伤性狭窄等。无尿路阻塞的尿潴留者考虑脊髓炎、神经性膀胱，可相应做神经系统检查。对无尿潴留的癃闭者可考虑肾衰竭，可进一步查血肌酐、尿素氮、血常规、血钙、血磷，B超、X线摄片查双肾大小，帮助鉴别急性或慢性肾衰竭。如属前者，还需查尿比重、尿渗透压、尿钠浓度、尿钠排泄分数、静脉肾盂造影等以鉴别肾前、肾性或肾后性急性肾衰竭。慢性肾衰竭者还应进一步检查以明确慢性肾衰竭的病因。

(2) 中医诊断

具有上述临床表现，实证当辨湿热、浊瘀、肺热、肝郁之偏胜；虚证当辨脾、肾虚衰之不同，阴阳亏虚之差别。水蓄膀胱，小便闭塞不通为急病；小便量少，但点滴能出，无水蓄膀胱者为缓证。由“癃”后“闭”为病势加重，由“闭”转“癃”为病势减轻。

23.2 脐疗技术在尿潴留中的临床应用

技术一

取穴 神阙穴。

用药 田螺1个，麝香0.5g。

药物制备 将上药共捣烂如泥。

操作规程 敷脐部，然后用纱布覆盖并固定，必要时半小时可重复1次。

主治 用于各种原因引起的尿潴留。

技术二

取穴 神阙穴。

用药 鲜青蒿200~300g。

药物制备 捣烂。

操作规程 旋即敷于脐部，上面覆盖塑料薄膜及纱布，胶布固定。敷药后，患者下腹部有清凉舒适之感，待排尿后，即可去药。一般多在敷药后30~60分钟内排尿。

主治 用于急性尿潴留。

技术三

取穴 神阙穴。

用药 鲜雷公藤、鲜车前草、活田螺适量。

药物制备 前2味药洗净切碎，再与田螺捣烂。

操作规程　敷脐部，每日换药1次，以病愈为度。

主治　用于尿闭小腹胀。

技术四

取穴　神阙穴。

用药　蜗牛数个。

药物制备　上药共捣饼。

操作规程　贴脐部，以手摩之。

主治　用于小便不通。

技术五

取穴　神阙穴。

用药　淡豆豉21粒，葱白适量。

药物制备　将葱白去净泥（不用水洗），与淡豆豉共捣烂成饼状。

操作规程　填脐内，留置时间以小便通为度。

主治　用于小便不通兼下腹胀痛。

技术六

取穴　神阙穴。

用药　艾叶60g，菖蒲30g。

药物制备　将上药共捣碎，炒热，布包。

操作规程　熨脐部，一次熨20分钟。

主治　用于前列腺肥大所致的尿闭症。

技术七

取穴　神阙穴。

用药　食盐500g，生葱（细葱而非大葱）250g。

药物制备　将生葱切碎，和盐入锅内炒热，然后取出，布包裹。

操作规程　待温度不烫皮肤时，即熨脐周围及小腹，冷则易之。一般要更替热熨数次，时间2~4小时，如无效者，可连熨2~3天。

主治　用于小便不通。

技术八

取穴　神阙穴。

用药 栀子4g，食盐1g，独头蒜1个，麝香0.3g。

药物制备 上药共捣为膏。

操作规程 将药膏敷脐部，纱布包扎固定，一般12～24小时小便即通，如能再用此药膏敷关元穴上，疗效更好。

主治 用于小便不通。

技术九

取穴 神阙穴。

用药 食盐、艾各少量。

药物制备 食盐炒热。

操作规程 填满脐眼，上用艾火烧5次，即通。

主治 用于小便不通。

技术十

取穴 神阙穴。

用药 肉桂15g，附子15g，葱白30g，面粉少许。

药物制备 先将前2味药研成细粉，加入葱白共捣烂如泥，再掺入面粉少许调匀，做成圆形如桂圆大药丸备用。

操作规程 取药丸1颗填入患者脐孔中，外以纱布覆盖，胶布固定，2天换药1次，直至小便通下为止。

主治 用于虚寒癃闭。

24 糖尿病

24.1 概述

24.1.1 概念

糖尿病是一组以高血糖为特征的代谢性疾病。高血糖则是由于胰岛素分泌缺陷或其生物作用受损，或两者兼有引起。糖尿病时长期存在的高血糖，导致各种组织，特别是眼、肾、心脏、血管、神经的慢性损害、功能障碍。中医称为消渴病。

24.1.2 病因病理

（1）西医病因病理

1 型糖尿病的病因和发病机制未完全阐明，目前认为与遗传因素、环境因素及免疫机制有关。2 型糖尿病有更强的遗传性因素。

主要病理：①胰岛病理：1 型病人胰腺的病理改变明显，B 细胞数量仅为正常的 10% 左右；②血管改变：糖尿病患者的大、中血管病变是动脉粥样硬化和激发于高血压的中、小动脉硬化，与非糖尿病者相同而无特异性；③其他：神经营养血管也可出现微血管病变。

（2）中医病因病机

禀赋不足、饮食失节、情志失调、劳欲过度均可导致消渴病。

总之，总病机：阴虚燥热；病位：肺、胃、肾。

病变：阴损及阳，阴阳俱虚 ，病久入络，血脉瘀滞。血瘀是消渴病的重要病机之一，消渴病多种并发症的发生与血瘀密切相关。

24.1.3 临床表现

典型病人与偶多尿、多饮、消瘦这“三多一少”的典型症状和疲乏、虚弱、失眠等其他症状。

24.1.4 临床诊断

（1）西医诊断

具有以上临床表现，测血糖、葡萄糖耐量试验、C 肽、胰岛素释放试验、糖化血红蛋白等。定期检查肾功能、血脂、眼底、心电图、血压等。病情严重时，要了解血酮、尿酮、电解质、酸碱平衡等情况。

(2) 中医诊断

主症：三多一少，以肺痨、水肿、眩晕、胸痹心痛、中风、眼疾、疮疡就诊发现。无症状，体检发现。多有家族史。

辨部位：上、中、下三消。肺、胃、肾。

辨标本：阴虚为本，燥热为标。辨本症与并发症 。本症为主，并发症为次。

24.2 脐疗技术在糖尿病中的临床应用

技术一

取穴 神阙穴。

用药 生萝卜适量，鲜藕适量，天花粉30g。

药物制备 天花粉研末，生萝卜，鲜藕捣汁调花粉成糊。

操作规程 以药糊敷脐部，外盖塑料薄膜，胶布固定，每日换药1次。

主治 用于上消。

技术二

取穴 神阙穴。

用药 石膏30g，黄连10g，麦冬10g，芒硝10g，天花粉60g，山药60g。

药物制备 前4味药共研细末，后味药水煎浓汁，药汁调药粉如糊，备用。

操作规程 取药粉适量敷脐，胶布固定。每2~3天换药1次。

主治 用于中消。

技术三

取穴 神阙穴。

用药 黄芪30g，黄精15g，太子参15g，生地20g，荔枝核60g，天花粉60g，山药60g。

药物制备 前5味药共研细末，后2味药水煎浓汁，药汁调药粉如糊，备用。

操作规程 取药粉适量敷脐，胶布固定。每2~3天换药1次。

主治 用于下消。

技术四

取穴　神阙穴。

用药　石膏5g，知母2g，生地、玄参各0.6g，炙甘草1g，天花粉0.2g，黄连0.3g，粳米少许。

药物制备　上药研粉末备用。

操作规程　取上药末250mg，加盐酸二甲双胍40mg，混匀，填脐中，盖以药棉，胶布固定，每5～7天换药1次，6次为1个疗程。

主治　用于消渴。

25 自汗、盗汗

25.1 概述

25.1.1 概念

由于阴阳失调，腠理不固而致汗液排泄异常的病证。白昼汗出，动辄益甚——自汗。寐中汗出，醒来自止——盗汗。

25.1.2 病因病理

（1）西医病因病理

甲状腺功能亢进（简称甲亢）、自主神经功能紊乱、风湿热、结核病、低血糖、虚脱、休克及传染病各期均可出现自汗、盗汗。

（2）中医病因病机

病后体虚，情志不调，嗜食辛辣可以导致本病。

病机特点：肺气不足或营卫失和，致卫外失司，津液外泄；阴虚火旺或邪热郁蒸，迫津外泄。

病理性质：有虚实之分 ，虚多实少，虚证：自汗——气虚；盗汗——阴虚；实证：肝火或湿热郁蒸。虚实相互转化，最终可出现气阴两虚或阴阳两虚。

25.1.3 临床表现

不因外界环境因素影响，全身性汗出过多，白昼汗出，动则益甚为自汗；寐中汗出，醒后自止为盗汗。

25.1.4 临床诊断

（1）西医诊断

不因外界环境因素影响，全身性汗出过多，白昼汗出，动则益甚为自汗；寐中汗出，醒后自止为盗汗。排除其他疾病引起的自汗、盗汗。辅助检查：血沉，抗“O”等，痰涂片找抗酸杆菌以排除风湿热、甲亢等。有病后体虚、表虚受风、烦劳过度、情志不舒、嗜食辛辣等病因病史。

（2）中医诊断

具有以上临床表现，再辨阴阳虚实。

自汗：①虚：气虚、阳虚；②实：肝火、湿热。盗汗以阴虚、血虚多见。自汗日久可伤阴、气阴两虚。盗汗日久可伤阳，阴阳两虚。脱汗以阳虚为主，黄汗多属湿热，战汗发于热病正邪交正，或体虚邪留，头汗多见于阳明热证，湿热郁蒸。

25.2 脐疗技术在自汗、盗汗中的临床应用

技术一

取穴 神阙穴。

用药 五倍子20g。

药物制备 上药研细末备用。

操作规程 取药末适量，以水调成糊状，敷于脐部，盖以纱布，胶布固定，每日换药1次。

主治 自汗、盗汗。

技术二

取穴 神阙穴。

用药 何首乌20g。

药物制备 上药研细末备用。

操作规程 取药末适量，用患者自己的唾液调成糊状敷于脐部，盖以纱布，胶布固定，每日换药1次。

主治 自汗、盗汗。

技术三

取穴 神阙穴。

用药 五倍子20g。

药物制备 上药研细末备用。

操作规程 取药末适量，以水调成糊状，敷于脐部，盖以纱布，胶布固定，每日换药1次。

主治 自汗、盗汗。

技术四

取穴 神阙穴。

用药 煅龙骨、煅牡蛎各等份。

药物制备 上药研细末，过筛备用。

操作规程 用时以开水或醋调成膏敷脐部，外盖纱布，胶布固定。

主治 自汗、盗汗。

技术五

取穴 神阙穴。

用药 防风、黄芪、白术各10g，五倍子10g。

药物制备 上药研细末备用。

操作规程 取上药5g，以水调成糊状，或直接将药粉填入脐中，外用胶布固定，每日换药1次。

主治 自汗、盗汗。

技术六

取穴 神阙穴。

用药 煅龙骨10g，醋制鳖甲10g，秦艽9g，浮小麦粉适量。

药物制备 前3味药共研细末。

操作规程 取药粉6g，加浮小麦粉适量，温水调成饼状，敷于脐部，外用胶布固定，每晚睡前敷药，次晨除去。

主治 自汗、盗汗。

26 高血压病

26.1 概述

26.1.1 概念

体循环动脉压增高为主要表现的临床综合征。

26.1.2 病因病理

（1）西医病因病理

病因为多因素，可分为遗传和环境因素两个方面。环境因素有饮食、精神应激和其他因素。病理改变为早期无改变，持续及进展——小动脉波变，管壁增厚，管腔狭窄——血管重构、靶器官损害、促进动脉粥样硬化。

（2）中医病因病机

饮食不节、情志不遂、气虚邪中均可导致本病。其病机则表现为风、火、痰、虚、瘀。

风：因思虑忧伤，精神紧张，急躁善怒，导致肝郁气滞，若化热且热极生风，风阳上扰头目，则有头痛、眩晕诸症。

火：因烦劳，五志过极，则化热生火，火盛则水衰，不能制火而涵木，形成肝火循经上冲头目，而出现高血压诸症。

痰：饮食膏粱厚味，体肥而气弱则食滞不化，聚湿成痰，痰浊中阻，阻遏气机的正常升降，则眩晕内生。

虚：嗜欲无度，劳役伤肾，或生育太多，以致肾水亏虚，肾虚不能上滋肝木，肝阳无制而妄动，不能上承心火，则成心肾不交等诸症。

瘀：病程日久，或久治不愈即可导致瘀血的产生，而气虚、肝火、痰阻等皆可成为血瘀证的病因。

26.1.3 临床表现

早期高血压病患者可表现头痛、头晕、耳鸣、心悸、眼花、注意力不集中、记忆力减退、手脚麻木、疲乏无力、易烦躁等症状，这些症状多为高级神经功能失调所致，其轻重与血压增高程度可不一致。后期血压常持续在较高水平，并伴有脑、心、肾等靶器官受损的表现。

26.1.4 临床诊断

（1）西医诊断

临床一般按脏器损害程度将高血压划分为三期，有助于掌握病情的发展和制定合理的防治措施。①第一期：血压达到确诊高血压水平，临床无心、脑、肾并发症及眼底损害。②第二期：血压达到确诊高血压水平，并有下列一项者：体检、X线、心电图或超声检查有左心室肥大；眼底动脉普遍或局部变细；蛋白尿和血浆肌酐浓度轻度升高。③第三期：血压达到确诊高血压水平，并有下列一项者：脑出血或高血压脑病；左心衰竭；肾衰竭；眼底出血或渗出，视神经盘水肿可有可无。《2005年中国高血压防治指南》规定的成年人血压诊断标准是：a. 高血压：收缩压≥140mmHg和（或）舒张压≥90mmHg。b. 单纯收缩期高血压：收缩压≥140mmHg，舒张压<90mmHg。正常高值：收缩压120～139mmHg，舒张压80～89mmHg。正常血压：收缩压<120mmHg，舒张压<80mmHg。

（2）中医诊断

肝阳上亢：头晕胀痛，烦躁易怒，喜冷怕热，失眠，舌红苔薄黄。

肝肾阴虚：头晕耳鸣，失眠心悸，腰膝酸软，口燥咽干，舌红少苔。

阴虚阳亢：头晕胀，烦躁易怒，腰膝酸软，咽干口苦。

阴阳两虚：头晕耳鸣，咽干，面目虚浮，夜尿多，阳痿。

26.2 脐疗技术在高血压中的临床应用

技术一

取穴 神阙穴、涌泉穴。

用药 吴茱萸、肉桂、磁石各30g，蜂蜜适量。

药物制备 前3味药共研细末，密封保存。

操作规程 取药末5～10g，用蜂蜜调膏，制成药饼3个，分别贴于患者脐中，涌泉穴上，胶布固定，再以艾条点燃悬灸20分钟。每日1次，10次为1个疗程。

主治 用于原发性高血压病。

技术二

取穴 神阙穴、涌泉穴。

用药　槐花30g，珍珠母30g，吴茱萸30g，米醋适量。

药物制备　前3味药共研细末，密封保存。

操作规程　取药末20g，米醋调成糊状，分作3份，分别贴于患者脐中，涌泉穴上，盖以纱布，胶布固定，再以艾条点燃悬灸20分钟。每天1次，10次为1个疗程。

主治　高血压病。

技术三

取穴　神阙穴。

用药　吴茱萸30g，川芎30g，白芷30g。

药物制备　上药共研细末，密封保存。

操作规程　取药末15g以脱脂棉裹如小球状，填入患者脐孔窝内，以手往下压紧，外用纱布覆盖，胶布固定。每天1次，10次为1个疗程。

主治　高血压病。

27 腰痛

27.1 概述

27.1.1 概念

腰痛又称“腰脊痛”，是指因外感、内伤或挫闪导致腰部气血运行不畅，或失于濡养，引起腰脊或脊旁部位疼痛为主要症状的一种病证。

27.1.2 病因病理

（1）西医病因病理

医学的腰肌纤维炎、强直性脊柱炎、腰椎骨质增生、腰椎间盘病变、腰肌劳损等腰部病变以及某些内脏疾病都可导致腰痛。

（2）中医病因病机

腰痛病因为内伤、外感与跌仆挫伤，基本病机为筋脉痹阻，腰府失养。内伤多责之禀赋不足，肾亏腰府失养；外感为风、寒、湿、热诸邪痹阻经脉，或劳力扭伤，气滞血瘀，经脉不通而致腰痛。腰为肾之府，由肾之精气所溉，肾与膀胱相表里，足太阳经过之，此外，任、督、冲、带诸脉，亦布其间，所以腰痛病变与肾脏及诸经脉相关。

27.1.3 临床表现

急性腰痛，病程较短，活动后加重，脊柱两旁常可及压痛点。慢性腰痛，病程较长，缠绵难愈，多为隐痛或酸痛，常因体位不当，劳累过度，天气变化等因素而诱发。

27.1.4 临床诊断

（1）西医诊断

腰痛是一种多病因疾病，进行血常规、抗溶血性链球菌、红细胞沉降率、类风湿因子等检查，有助于风湿和类风湿等疾病的诊断；摄腰椎、骶髂关节 X 线或 CT 片有助于腰椎病变的诊断；部分内脏疾病也可引起腰痛，血、尿检查和泌尿系统影像学检查，有助于泌尿系统疾病的诊断；妇科检查可排除妇科疾病引起的腰痛。

（2）中医诊断

腰痛病因主要为外感、内伤与跌仆闪挫。外感者，多起病较急，腰痛明显，常伴有外感症状；内伤者，多起病隐袭，腰部酸痛，病程缠绵，常伴有脏腑症状，多见于肾虚；跌仆闪挫者，起病急，疼痛部位固定，瘀血症状明显，常有外伤史可鉴。

27.2　脐疗优势治疗技术的临床应用

技术一

取穴　神阙穴。

用药　生姜捣汁120g，水胶30g。

药物制备　上药共煎成膏。

操作规程　厚纸摊上药膏贴脐。

主治　腰痛。

技术二

取穴　神阙穴。

用药　韭子30g，蛇床子30g，附子30g，官桂30g，独头蒜500g，川椒90g。

药物制备　上药用麻油1000ml浸泡10天，加丹熬膏。硫黄、母丁香各18g，元寸9g共研末，与蒜捣为丸，如豆大，备用。

操作规程　先取药丸1粒填脐内，外贴韭蛇膏。每3日换药1次。

主治　用于腰痛属肾虚者。

28 风湿性关节炎

28.1 概述

28.1.1 概念

风湿性关节炎是一种常见的急性或慢性结缔组织炎症。可反复发作并累及心脏。临床以关节和肌肉游走性酸楚、重着、疼痛为特征。属变态反应性疾病。是风湿热的主要表现之一，多以急性发热及关节疼痛起病。中医称为痹证。

28.1.2 病因病理

（1）西医病因病理

风湿性关节炎的病因尚未完全明了。根据症状、流行病学及免疫学的资计分析，认为与人体溶血性链球菌感染密切相关，目前注意到病毒感染与本病也有一定关系。

（2）中医病因病机

痹证的发生与体质因素、气候条件、生活环境及饮食等密切相关。正虚卫外不固是痹证发生的内在基础，感受外邪是痹证发生的外在条件。风、寒、湿、热、痰、瘀等邪气滞留肢体筋脉、关节、肌肉，经脉闭阻，不通则痛，是痹证的基本病机。

28.1.3 临床表现

风湿性关节炎是风湿热的一种表现。风湿热是由乙型溶血性链球菌感染所致的全身变态反应性疾病，病初起时常有丹毒等感染病史。风湿热起病急，且多见于青少年。风湿性关节炎可侵犯心脏，引起风湿性心脏病，并有发热、皮下结节和皮疹等表现。风湿性关节炎有两个特点：一是关节红、肿、热、痛明显，不能活动，发病部位常常是膝、髋、踝等下肢大关节，其次是肩、肘、腕关节，手足的小关节少见；二是疼痛游走不定，一段时间是这个关节发作，一段时间是那个关节不适，但疼痛持续时间不长，几天就可消退。

28.1.4　临床诊断

（1）西医诊断

具有以上临床表现，发病及病情轻重与劳累以及季节、气候的寒冷、潮湿等天气变化有关，某些痹证的发生和加重可与饮食不当有关。本病可发生于任何年龄，但不同年龄的发病与疾病的类型有一定的关系。病变相关部位的骨关节X线和CT等影像学检查有助于本病的诊断和了解骨关节疾病的病变与损伤程度。实验室检查如抗溶血性链球菌“O”、红细胞沉降率、血清免疫球蛋白、类风湿因子、血清蛋白电泳等有助于西医相关疾病的诊断。

（2）中医诊断

中医诊痹证的辨证，一是要辨邪气的偏盛，二是要辨别虚实。临床痹痛游走不定者为行痹，属风邪盛；痛势较甚，痛有定处，遇寒加重者为痛痹，属寒邪盛；关节酸痛、重着、漫肿者为着痹，属湿邪盛；关节肿胀，肌肤焮红，灼热疼痛为热痹，属热邪盛。关节疼痛日久，肿胀局限，或见皮下结节者为痰；关节肿胀，僵硬，疼痛不移，肌肤紫暗或瘀斑等为瘀。一般说来，痹证新发，风、寒、湿、热之邪明显者为实；痹证日久，耗伤气血，损及脏腑，肝肾不足为虚；病程缠绵，日久不愈，常为痰瘀互结，肝肾亏虚之虚实夹杂证。

28.2　脐疗技术在风湿性关节炎中的临床应用

技术一

取穴　神阙穴。

用药　附片、木香、炒吴茱萸、马兰子、蛇床子、肉桂各12g，生姜汁适量。

药物制备　将前6味药共研细末，瓶装备用。

操作规程　取药末6g，以姜汁调成膏状，敷于脐窝内，盖以纱布，胶布固定。每天换药1次，10次为1个疗程。

主治　痹证。

技术二

取穴　神阙穴、命门穴。

用药　当归、川芎、白芷、陈皮、苍术、厚朴、半夏、麻黄、枳壳、桔梗各3g，干姜、肉桂、吴茱萸各1.5g，羌活、独活各6g，散阴膏药肉适量。

药物制备　除散阴膏药肉外，其余药物研为细末。

操作规程　将散阴膏药肉置水溶化，加入适量药末。搅匀，摊涂布上，每帖重20～30g，贴于患者脐部及命门穴上，每天换药1次。

主治 痹证。

技术三

取穴 神阙穴、命门穴。

用药 当归、川芎、白芷、陈皮、苍术、厚朴、半夏、麻黄、枳壳、桔梗各3g，干姜、吴茱萸各1.5g，甘草1g，草果5g，黄芩4.6g，薏米9g，散阴膏2帖。

药物制备 除散阴膏外，其余药物研为细末。

操作规程 取药末9g，以温开水调如泥状，纳入患者脐孔内，外用散阴膏封贴，同时将另外1帖贴于命门穴。每3天换药1次，5天为1个疗程。

主治 痹证。

技术四

取穴 神阙穴。

用药 艾炷、食盐适量。

药物制备 艾炷制成黄豆大。

操作规程 在脐上铺盐，约如钢板厚，用黄豆大艾炷酌灸5～30炷不等，或更多。若灸后皮肤起疱，可用消毒针头刺破放水，外涂甲紫，敷以消毒纱布，防止感染。

主治 痹证。

29 月经不调

29.1 概述

29.1.1 概念

月经周期、经期或经量异常，包括月经先期、月经后期、月经先后不定期、经期延长、月经过多、月经过少等，可统称为月经不调。

29.1.2 病因病理

（1）西医病因病理

引起月经不调的原因有两大类：神经内分泌功能失调引起：主要是下后脑-卵巢轴的功能不稳定或是有缺陷，即月经病。

器质病变或药物等引起：包括生殖器官局部的炎症、肿瘤及发育异常、营养不良；颅内疾患；其他内分泌功能失调如甲状腺、肾上腺皮质功能异常、糖尿病、席汉病等；肝脏疾患；血液疾患等。

（2）中医病因病机

月经先期又称“经早”或“经期超前”，其主要发病机理是气虚不固或热扰冲任，气虚则统摄无权，冲任失固，血热则流行散溢，以致月经提前而至。月经后期又称“经迟”或“经期错后”发病机理有实有虚，实者或因寒凝血瘀，冲任不畅，或因气郁血滞，冲任受阻，致使经期延后。虚者或因营血亏损，或因阳气虚衰，以致血源不足，血海不能按时满溢。月经先后无定期又称“经乱”或“经水先后无定期”，主要病机是冲任气血不调，血海蓄溢失常，多由肝气郁滞或肾气虚衰所致。本病与肾、肝、脾三脏及冲、任二脉有密切关系。肾气充盈，肝脾调和，冲任脉盛，则经血按时而下。

29.1.3 临床表现

月经周期异常改变，常伴有经量、经色、经质的异常。包括月经先期，月经后期，月经先后无定期。月经先期：月经提前来潮，周期不足21天，且连续出现两个月经周期以上，经期基本正常，可伴有月经过多。月经后期：月经周期延后7天以上，甚至3～5个月一行，可伴有经量及经期的异常，一般认为需连续出现两个月经周期以上。月经先后无定期：月经不按周期来潮，提前或错后7天以上，并连续出现3个周期以上，一般经期正常、经量不多。

29.1.4 临床诊断

（1）西医诊断

有血热病史或有情志内伤史、盆腔炎史、慢性疾病等病史。具有以上任一临床表现。卵巢功能测定及内分泌激素测定有助于诊断。

（2）中医诊断

月经周期异常改变，常伴有经量、经色、经质的异常。包括月经先期，月经后期，月经先后无定期。

气虚：经期提前，色淡质稀，神疲肢倦，小腹空坠，纳少便溏，舌质淡、苔薄白，脉细弱。

血虚：经期错后，量少，色淡质稀，小腹隐痛，头晕眼花，心悸少寐，面色苍白或萎黄舌质淡红、苔薄少，脉细弱。

肾虚：经期或前或后，量少，色淡质稀，头晕耳鸣，腰骶痠痛，舌质淡，苔薄，脉沉细。

气郁：经期或前或后，量或多或少，色紫红，有血块，经行不畅，或胸胁、乳房及少腹胀痛，喜太息，苔薄白或薄黄，脉弦。

血热：经期提前，量多，色深红或紫红，经质黏稠，心胸烦热，面赤口干，大便干，舌质红、苔黄，脉滑数者为实热证；经期提前，月经量少，色红质黏，潮热盗汗，手足心热，腰膝酸软，舌质淡红、苔薄少，脉细弱者为虚热证。

血寒：经期错后，量少，色暗红，有血块，小腹冷痛，得热痛减，畏寒肢冷，苔白，脉沉紧。

29.2 脐疗技术在月经不调中的临床应用

技术一

取穴 神阙穴。

用药 桃仁、红花、当归、香附、肉桂、白芍、吴茱萸、小茴香、郁金、枳壳、乌药、五灵脂、蒲黄、熟地各等份。

药物制备 研细末，酒调成膏状。

操作规程 敷脐，外盖纱布，胶布固定，2日1换。

主治 用于月经过少。

技术二

取穴 神阙穴。

用药 当归30g、川芎15g、白芍、五灵脂、元胡、苁蓉、苍术、白术、乌药、小茴香、陈皮、半夏、白芷各9g，柴胡6g，黄连同吴茱萸炒各3g。

药物制备 烘干，研为细末，过筛，装瓶储备。

操作规程 取药粉适量，醋或酒调成膏，纱布包裹，敷脐部，并敷脐下，外盖铝纸（或塑料薄膜）、纱布、胶布固定，再加热敷，每次30分钟，每日2～3次。

主治 用于月经不调。

技术三

取穴 神阙穴、子宫穴。

用药 乳香、没药、白芍、川牛膝、丹参、山楂、广木香、红花各15g，冰片18g。

药物制备 共研细末，以姜汁或黄酒适量调糊。

操作规程 分贴神阙、子宫穴，外用纱布，胶布固定，2日1换。

主治 用于气滞型月经不调。

技术四

取穴 神阙穴、关元穴。

用药 大黄128g，玄参、生地、当归、赤芍、白芷、肉桂各64g。

药物制备 上药以小磨香油1000g熬至枯，去渣，黄丹448g吸膏。

操作规程 贴于脐及关元穴，外覆纱布，胶布固定，每日1次，月经前后10天用，3个月为1个疗程。

主治 用于月经先期。

技术五

取穴 神阙穴。

用药 党参10g，白术7g，干姜5g，炙甘草3g，硫黄25g。

药物制备 上药共研细末，备用。

操作规程 将肚脐用温毛巾擦净，取药粉200mg填脐内，覆盖一张软纸片，再加棉花，外用白胶布密封，5天换药1次。

主治 用于月经前期，量多。

技术六

取穴　神阙穴。

用药　乳香、没药、白芍、川牛膝、丹参、山楂、木香、红花各等量，冰片1g，姜汁适量。

药物制备　除冰片外，其余药物共研为细末，备用。

操作规程　临用时取药末10～15g，加入冰片1.2g拌匀，以姜汁适量调和成糊状，以药糊涂布于患者脐窝中，外用胶布固定，每2日换药1次，连续用药10次为1个疗程。

主治　用于月经不调，并治疗痛经。

技术七

取穴　神阙穴。

用药　当归30g，熟地30g，阿胶15g，桑寄生15g，白术15g，元胡15g，白芍15g，砂仁壳15g，益母草30g，川芎30g，艾叶15g，附子15g，生蒲黄7.5g，云苓15g，炙甘草7.5g，香油1000ml，黄丹180g。

药物制备　除黄丹外，其余药物放入香油中加热煎熬，待药物炸枯，过滤去药渣，再煎熬香油至滴水成珠时，离火，徐徐加入黄丹收膏备用。

操作规程　临用时取药膏30g摊在纱布上，以药膏贴在患者脐孔上，胶布固定，2日换药1次，10日为1个疗程。

主治　用于月经先后不准。

技术八

取穴　神阙穴。

用药　大黄128g，玄参、生地、当归、赤芍、白芷、肉桂各64g。

药物制备　上药以小磨香油1000g熬至枯，去渣，黄丹448g吸膏。

操作规程　贴于脐及关元穴，外盖纱布，胶布固定，每日1次，月经前后10天用，3个月为1个疗程。

主治　用于月经先前期，量多。

30 痛经

30.1 概述

30.1.1 概念

痛经又称“经行腹痛”，是指在经期或经行前后，出现周期性小腹疼痛或痛引腰骶甚则剧痛晕厥为主要临床表现的月经病，临床以青年妇女较为多见。

30.1.2 病因病理

(1) 西医病因病理

西医学将痛经分为原发性和继发性两种，前者系指生殖器官无明显异常者；后者多继发于生殖器官的某些器质性病变，如盆腔子宫内膜异位症、子宫腺肌病、慢性盆腔炎、子宫肌瘤等。

(2) 中医病因病机

痛经的发生与冲任、胞宫的周期生理变化密切相关。病位主要在冲、任二脉，与肝肾有关。基本病机是邪气内伏或精血素亏，正值经期前后冲任二脉气血的生理变化急骤，导致胞宫的气血运行不畅，“不通则痛”；或胞宫失于濡养，“不荣则痛”。多因情志不调，肝气郁结，血行受阻；或感受寒湿之邪，客于胞宫，气血运行不畅所致；也可因气血虚弱或肝肾不足，使胞宫失养而引起痛经。

30.1.3 临床表现

经期或经行前后小腹疼痛，随着月经周期而发作。疼痛可放射到腰骶部、股内侧、阴道或肛门等处。多在月经来潮第 1～2 天出现，一般于经期来潮前数小时即已感到疼痛，成为月经来潮之先兆。甚者疼痛难忍，或伴有面青肢冷，呕吐汗出，周身无力，以致晕厥。

30.1.4 临床诊断

(1) 西医诊断

本病见伴随月经周期规律发作的以小腹疼痛为主证史，或有经量异常、不孕、放置宫内节孕器、盆腔炎等病史。具有以上临床表现。妇科检查：无阳性体征者属于功能性痛经；如盆腔内有粘连、包块、结节或增厚者，可能是盆腔炎症子宫内膜异位症等病所致。部分患者可见子宫体极度屈曲或宫颈口狭窄。

（2）中医诊断

痛经首当辨识疼痛发生的时间、部位、性质及疼痛的程度。一般而言，痛发于经前或经行之初，多属实；月经将净或经后始作痛者，多属虚。痛在少腹一侧或双侧多属气滞，病在肝；小腹是子宫所居之地，其痛在小腹正中常与子宫瘀滞有关；若痛及腰脊多属肾。

30.2 脐疗技术在痛经中的临床应用

技术一

取穴 神阙穴。

用药 白芷、五灵脂、青盐各6g。

药物制备 共研细末。

操作规程 将脐部用湿布擦净后，放药末3g于脐上，上盖生姜1片，用艾灸，自觉脐内温暖为度，2日1次。

主治 用于痛经。

技术二

取穴 神阙穴。

用药 白芷8g，五灵脂15g，炒蒲黄10g，盐5g。

药物制备 共研细末。

操作规程 于经前5～7天，取药末3g，纳脐内，上置生姜片，用艾炷灸2～3壮，以脐内有热感为度，然后，药末用胶布固定，月经过去停止。

主治 用于痛经。

技术三

取穴 神阙穴。

用药 肉桂10g，吴茱萸20g，茴香20g。

药物制备 共研细末，用白酒适量炒热。

操作规程 趁热敷于脐部，然后用胶布固定，每月行经前敷3日即效。

主治 用于经前或经行小腹冷痛。

技术四

取穴　神阙穴。

用药　蜣螂1条，威灵仙9g，米酒少许。

药物制备　前2味药烘干，研为细末，入米酒和匀。

操作规程　敷脐部，外盖纱布，胶布固定，每晚睡前贴敷，第2天早上出去，连用5~7次为1个疗程。

主治　用于气滞血瘀型痛经。

技术五

取穴　神阙穴。

用药　五灵脂、蒲黄、香附、丹参、台乌药各等量。

药物制备　共研细末。

操作规程　取药末适量，调热酒适量成厚膏状，把药膏摊于纱布贴敷患者脐孔上，外用胶布固定，每日换药1次。病愈停药。

主治　用于妇女月经来潮或腰骶部疼痛。

技术六

取穴　神阙穴。

用药　延胡索20g。

药物制备　延胡索药粉，以药用基质调药粉，制成每粒含0.3g药粉的丸剂。

操作规程　从痛经发作前2天开始，每次取药1粒，放于脐中，外加塑料薄膜、纱布，再用胶布固定，每日换药1次，用之不痛为止，在下次月经期，再如上法用药。根据患者痛经缓解程度不同，连用1~3个月经周期。

主治　用于痛经。

技术七

取穴　神阙穴。

用药　元参、白芷、当归、赤芍、肉桂、大黄、生地各30g，麻油1000g，黄丹360g。

药物制备　前7味药同麻油入铜锅内，煎至黑，滤去渣，再加入黄丹，煎成滴水捻软硬得中，即成膏。

操作规程　用时取枣大1块，摊青皮上，贴肚脐正中。

主治　用于痛经属于血瘀者。

31 闭经

31.1 概述

31.1.1 概念

18 周岁月经尚未来潮，或已行经而又中断 3 个周期以上者即为“闭经”。

31.1.2 病因病理

（1）西医病因病理

月经是由下丘脑-垂体-卵巢轴的周期性调节造成子宫内膜周期脱落形成的，因此在下丘脑、垂体、卵巢和生殖道特别是子宫的各个环节上出现的任何器质性或功能性的变化，均可能引起闭经，其他内分泌腺的器质性和功能性异常，也可能影响月经以致发生闭经。

（2）中医病因病机

病因不外虚实两端：虚者多因肝肾不足，气血虚弱，血海空虚，无血可下而致；实者多因气滞血瘀，寒气凝结，阻隔冲任，经血不通所成。本病病位主要在肝，与脾肾有关。

31.1.3 临床表现

闭经 3 个月经周期以上，有月经初潮来迟及月经后期病史，可伴有体格发育不良、畸形，绝经前后诸证，肥胖、多毛或结核病等。由于病因不同，临床表现各异，一般月经超龄未至，或先见月经周期延长，经量少，终至停闭，并伴有其他虚象的多属虚证；月经平素正常而突然停闭，又伴有其他实象的多属实证。

31.1.4 临床诊断

（1）西医诊断

对原发性闭经患者应询问生长发育过程，幼年时曾否患过病毒性感染或结核性腹膜炎，家族中有无同类疾病患者，对继发性闭经患者应了解初潮年龄，闭经期限，闭经前月经情况，以及有无精神刺激或生活环境改变等诱因；是否服过避孕药，曾否接受过激素治疗及对治疗的反应；有无周期性下腹胀痛；过去健康情况如何，有无结核病或甲状腺病；有无头痛，视力障碍，或自觉溢乳等症状，如有妊娠史者，需询问流产，刮宫，产后出血及哺乳史等。注意有无腹部及腹股沟包块；外生殖器发育情况及有无畸形；子宫及卵巢是否增大，子宫附件处有无包块或结节等。

（2）中医诊断

年过16岁尚未行经，或月经初潮偏迟，虽已行经而月经逐渐稀发，经量少，色淡质薄，逐渐停经；身体发育欠佳，尤其是第二性征发育不良，或体质纤弱，久病大病后，有失血史、手术史及伴腰酸腿软、头晕眼花、面色萎黄、五心烦热或畏寒肢冷，舌淡脉弱者多属虚证；若平素月经尚正常而骤然月经停闭，伴情志不舒，或经期冒雨涉水，过食生冷之品，或形体肥胖，满闷，脉弦有力者，多属实证。

31.2 脐疗技术在闭经中的临床应用

技术一

取穴 神阙穴。

用药 五灵脂、生蒲黄各30g，桃仁、大黄、生乳香、生没药各15g，麝香少许。

药物制备 除麝香外，其他药共研细末，装瓶备用。

操作规程 麝香先放脐内，用面粉水调围脐1周，填满药物就，上置生姜片或槐树白皮1块，用艾灸之，1岁1壮，1～3日1次。

主治 用于月经数月不行，胸胁满闷。

技术二

取穴 神阙穴。

用药 山楂（鲜品）10枚，赤芍3g，生姜15g。

药物制备 上药共捣烂，放锅中炒热。

操作规程 趁热熨脐部，每次30分钟，每天1次，连用3～5次。

主治 用于月经数月不行，烦躁易怒。

技术三

取穴 神阙穴。

用药 白胡椒、黄丹、火硝各9g。

药物制备 共研末，做成3个饼。

操作规程 将脐部擦净后，将饼贴脐上，用手按熨，连用 2 ~3 次。

主治 用于闭经。

技术四

取穴 神阙穴。

用药 茺蔚子、晚蚕砂各 300g，大曲酒 100ml。

药物制备 先将茺蔚子、晚蚕砂各 150g 放入锅中炒热，然后以大曲酒 100ml 撒入拌炒片刻，将炒热的药末装入白布袋中，扎进袋口即成熨药袋，备用。

操作规程 取熨袋趁温热在患者脐部持续熨至袋中药冷，再取另一半蚕砂和茺蔚子炒大曲酒再熨脐腹，连续熨 2 次后，覆被静卧半天，月经即可通下。

主治 用于妇女闭经，伴有腰腹胀痛、头晕、周身乏力。

技术五

取穴 神阙穴。

用药 鲜臭梧桐皮 150g、阿魏 90g。

药物制备 先将梧桐皮煎熬去渣取汁，再入阿魏熬成膏。

操作规程 敷于脐上 2 ~3 天可能下血，如腹内仍有硬块者，再贴 1 张。

主治 用于闭经，腹内血滞痞块。

技术六

取穴 神阙穴。

用药 益母草 120g，月季花 60g。

药物制备 将上药放砂锅中，加清水 2500ml 煎浓汁，捞去药渣，仍放在火上炖之，保持药汁温热备用。

操作规程 嘱患者仰卧床上，以厚毛巾 2 条泡在药汁内轮流取起，拧去药汁，热敷脐眼及下腹部，以少腹内有温热舒适感为佳，通常敷药后 4 ~6 小时，月经即通。

主治 用于月经不通。

32 带下病

32.1 概述

32.1.1 概念

带下病系指带下量明显增多，色、质、气味异常，或伴全身、局部症状的一种病证。又称“带证”、“下白物”。以阴道缠绵不断流出如涕如脓、气味臭秽的浊液为特征。

32.1.2 病因病理

（1）西医病因病理

各类阴道炎、宫颈炎、盆腔炎、内分泌功能失调等疾病引起的阴道分泌物异常。

（2）中医病因病机

本病多由脾虚运化失职，水湿内停，下注任带；或肾阳不足，气化失常，水湿内停，又关门不固，精液下滑；或素体阴虚，感受湿热之邪，伤及任带，带脉失约，冲任失固所致。

32.1.3 临床表现

带下增多，伴有带下的色、质、气味异常，或伴有阴部瘙痒、灼热、疼痛，或兼有尿频尿痛等局部及全身症状。带下过少甚至全无，阴道干涩、痒痛甚至阴部萎缩。或伴有性欲低下，性交疼痛，烘热汗出，月经错后、稀发、经量偏少、闭经、不孕等。

32.1.4 临床诊断

（1）西医诊断

经期、产后余血未净，摄生不洁，或不禁房事，或妇科手术后感染邪毒病史；或有卵巢早衰、手术切除卵巢、盆腔放疗、盆腔炎症、反复流产史、产后大出血或长期服用某些药物抑制卵巢功能等病史。具有以上临床表现，结合妇科检查可以诊断。

(2) 中医诊断

具有以上病史和临床表现。兼见带下色黄，黏稠，如脓如涕，阴中瘙痒，小腹作痛，身热，口苦咽干，舌红，苔黄，脉滑数，为湿热下注；带下色白或淡黄，无臭味，质黏稠，连绵不断，面色萎黄，食少便溏，神疲乏力，舌淡，苔白腻，脉濡数，为脾虚；带下色白，量多质清稀，绵绵不断，小腹寒凉。腰部酸痛。小便频数清长，夜间尤甚，大便溏薄，舌淡，苔薄白，脉沉，为肾虚。

32.2 脐疗技术在带下病中的临床应用

技术一

取穴 神阙穴。

用药 党参12g，白术15g，干姜10g，炙甘草9g，炮附子10g，补骨脂12g。

药物制备 将上药物研为细末备用。

操作规程 用温水擦净脐部，把药粉适量敷于脐中，上盖软薄纸，再加棉花，最后以胶布固定。5天换药1次。

主治 用于带下病脾肾两虚型。

技术二

取穴 神阙穴、脾俞穴。

用药 醋炙白鸡冠花、酒炒红花、白术、荷叶烧灰、茯苓、陈壁土、车前子各等份，黄酒适量。

药物制备 将上药物研为细末备用。

操作规程 每次取药末35g，用黄酒调作稠糊，分别敷于神阙穴、脾俞穴，盖以纱布，胶布固定，2日换药1次。

主治 用于带下病属脾虚者。

技术三

取穴 神阙穴。

用药 食盐、艾叶各等量。

药物制备 将两种药放入砂锅内炒至热极，旋即取出，装入毛巾袋中包裹成熨袋备用。

操作规程 同时取药熨袋趁热放置于患者脐部反复熨之，冷却后再炒热熨，连熨30～45分钟，每日1次，10天为1个疗程。

主治 用于妇女白带。

技术四

取穴　神阙穴。

用药　苍术、白术各2g，金樱子1g，白果1g，皮硝1g。

药物制备　将上药物研为细末备用。

操作规程　取药末敷于脐孔上，外用胶布固定，每2天换药1次，每天用热水袋热敷1～2次，每次15～30分钟。

主治　用于脾虚型带下病。

技术五

取穴　神阙穴。

用药　鹿茸0.5g，附子1g，菟丝子2g，金樱子1g，麝香0.3g，酒适量。

药物制备　将上5味药物研为细末，用白酒或黄酒调成糊状，备用。

操作规程　取药糊敷于脐孔上，外用胶布固定，每3～5天换药1次，每天用热水袋热敷1～2次，每次15～30分钟。

主治　用于白带。

技术六

取穴　神阙穴。

用药　黄柏2g，茵陈1g，芡实1g，樗白皮2g，鲜鸡冠花适量。

药物制备　将上药物研为细末，与鲜鸡冠花共捣如泥，备用。

操作规程　取药泥敷于脐孔上，上盖塑料薄膜，外用胶布固定，每2天换药1次，每天用热水袋热敷15～30分钟。

主治　用于湿热型带下病。

33 崩漏

33.1 概述

33.1.1 概念

妇女不在行经期间阴道突然大量出血或淋漓不断者，称为“崩漏”，前者称“崩中”，后者称“漏下”。突然出血，来势急，血量多者为“崩”；淋漓下血，来势缓，血量少者为“漏”。两者常交替出现，故概称“崩漏”。是妇科常见病，以青春期或更年期、产后最为多见。

33.1.2 病因病理

（1）西医病因病理

崩漏可见于西医学的功能失调性子宫出血及其他原因引起的子宫出血。西医学认为功能失调性子宫出血是由于调节生殖的神经内分泌机制时常引起的异常子宫出血，而全身及内外生殖器官无器质性病变存在，可分为排卵性和无排卵性两类。

（2）中医病因病机

本病的病机主要是冲任损伤，不能固摄，以致经血从胞宫非时妄行。常见病因有血热、肾虚、脾虚、血瘀等。有因热伤冲任，迫血妄行，或损伤脾气，统摄无权，或肾阳亏损，失于封藏，或瘀血阻滞，血不归经，而致冲任不固。可突然发作，亦可由月经失调发展而来。本病病变涉及冲、任二脉及肝、脾、肾三脏，证候分虚实两端。

33.1.3 临床表现

月经周期紊乱，行经时间超过半月以上，甚或数月断续不休；亦有停闭数月又突然暴下不止或淋漓不尽；常有不同程度的贫血。

33.1.4 临床诊断

（1）西医诊断

注意患者的年龄及月经史，尤须询问以往月经的周期、经期、经量有无异常，有无崩漏史，有无口服避孕药或其他激素，有无宫内节孕器及输卵管结扎术史等。具有以上临床表现。结合妇科检查予以诊断。

（2）中医诊断

由以上病史和临床表现。崩漏辨证，有虚实之异：虚者多因脾虚、肾虚；实者多因血热、血瘀。一般而言，出血期多见标证或虚实夹杂证，血止后常显本证或虚证。出血期，当根据血证呈现的量、色、质特点，初辨其证之寒、热、虚、实；经血非时而下，量多势急，继而淋漓不止，色鲜红或深红。质稠者，多属热证；经血非时而下或淋漓难尽，色淡质稀，多属虚证；经血非时而至，时崩时闭，色紫暗有块或伴腹痛者，多属血瘀。

33.2　脐疗技术在崩漏中的临床应用

技术一

取穴　神阙穴。

用药　益智仁、沙苑子各20g，焦艾叶30g。

药物制备　将前2味药烘干，研为细末，过筛，备用；艾叶浓煮汁后熬药末成膏。

操作规程　取药膏敷于脐部，用纱布包裹，胶布固定，每日换药1次，直至血止。

主治　用于崩漏。

技术二

取穴　神阙穴。

用药　栀子炭、棕榈炭、地榆各6g，鲜小蓟、鲜鸡冠花各15g。

药物制备　将前3味药研为细末，后2味药淡蓝与药粉混合。

操作规程　取药膏敷于脐部，用纱布包裹，胶布固定，每日换药1～4次。

主治　用于崩漏。

技术三

取穴　神阙穴。

用药　烟叶适量，生盐少许。

药物制备　将烟叶捣烂如泥，入生盐搅拌，用纱布包好。

操作规程　取药包贴于脐上，每日换药1次，连用3～5日为1个疗程。

主治　用于崩漏。

技术四

取穴 神阙穴。

用药 食盐1匙，艾炷10～20壮。

药物制备 将食盐研末，过筛备用。

操作规程 患者平躺于床上，取食盐填入脐窝内，盐约高出皮肤0.3cm，将艾炷放盐上点燃灸之，连灸9壮为1个疗程。

主治 用于崩漏。

技术五

取穴 神阙穴。

用药 食盐、蒲黄炭各适量，艾炷适量。

药物制备 将食盐合蒲黄炭混匀，备用。

操作规程 取上药适量，填满患者脐孔，令高出皮肤少许，继把艾炷置于药面上，点燃灸之，须频灸，直至阴道出血停止方可停灸，一般灸1～2次即可奏效。

主治 用于崩漏。

34 不孕症

34.1 概述

34.1.1 概念

不孕症系指育龄妇女，夫妇同居2年以上，配偶生殖功能正常，未避孕而不受孕；或曾有孕育史，又连续2年以上未再受孕者，前者称原发性不孕症，后者称继发性不孕症。

34.1.2 病因病理

（1）西医病因病理

导致女性不孕症的原因包括输卵管、卵巢、子宫、宫颈等，此外，阴道因素、免疫因素、身心因素、性生活因素及染色体异常等均可导致不孕。

（2）中医病因病机

肾虚、肝气郁结、瘀滞胞宫、痰湿内阻均能导致不孕。

34.1.3 临床表现

排除男方不育和自身生殖系器质性病变等因素，女性在夫妻同居情况下2年未孕，伴有月经不调或痛经、闭经。

34.1.4 临床诊断

（1）西医诊断

询问结婚年龄、丈夫健康状况、性生活情况、月经史、既往史、家族史、既往生育史。注意第二性征的发育，内外生殖器的发育，有无畸形、炎症、包块等。结合不孕症特殊检查予以诊断。

（2）中医诊断

不孕症的辨证要点在于脏腑、气血、经络的寒、热、虚、实。

肾虚胞寒：月经不调，量少色淡，腰酸腹冷，带下清稀，性欲淡漠，舌淡、苔薄白，脉沉细弱。

冲任血虚：月经推后，量少色淡或经闭，面黄体弱，疲倦乏力，头昏心悸，舌淡、少苔，脉沉细。

气滞血瘀：月经推后或先后不定期，量少色紫有血块，经前乳房及胸胁胀痛，腰膝疼痛拒按，舌紫暗或有瘀斑，脉弦涩。

痰湿阻滞：月经推后，量少色淡，白带量多质稠，形体肥胖，面色㿠白，口腻纳呆，大便不爽或稀溏，舌胖色淡、舌边有齿痕、苔白腻，脉滑。

34.2 脐疗技术在不孕症中的临床应用

技术一

取穴 神阙穴。

用药 食盐30g，川椒15g，熟附子15g，生姜片5～10片，艾炷21壮如黄豆大。

药物制备 先将食盐另研细末待用，次将川椒、附子共研为细末，备用。

操作规程 先取食盐15～30g填入患者脐孔内，取艾炷置于食盐上点燃7壮，然后去掉脐中食盐，再以川椒、附子末填入脐中，以生姜片盖于脐上，将艾炷置于脐上灸之，连灸14壮。每天填药1次，7天为1个疗程。

主治 用于不孕症。

技术二

取穴 神阙穴。

用药 五灵脂、白芷、食盐各6g，麝香0.3g，面粉适量，艾炷适量。

药物制备 将以上药物混合研为细末，备用。

操作规程 取面粉加水调和成面条，以之绕脐孔四周，将药末填满脐中，以艾炷点燃置于药末上，连灸至患者脐中有温暖感即停，每隔3天换药1次。

主治 用于肾虚型不孕症。

技术三

取穴 神阙穴。

用药 食盐、川椒各适量，艾炷适量。

药物制备 先将食炒至干燥，备用。再将川椒研细末，待用。

操作规程 让患者仰卧床上，先把炒干的食盐填满患者脐窝，略高1～2cm，接着取艾炷放于食盐上，连续灸7壮之后，把脐中食盐去掉，再改用川椒末填入脐中，上铺生姜片，姜片上放艾炷，点燃频灸14壮。每隔3天灸1次，10次为1个疗程，一般连续灸3个疗程。

主治　用于不孕症。

技术四

取穴　神阙穴。

用药　细盐3g，川椒21粒，姜片、艾炷适量，暖脐膏1张。

药物制备　将川椒研成细末，备用。

操作规程　先将食盐放入脐中灸7壮，然后去盐，放川椒粉于脐中，上放姜片，再灸14壮，去姜片，用暖脐膏贴脐。

主治　用于不孕症。

35 妊娠呕吐

35.1 概述

35.1.1 概念

妊娠早期出现恶心呕吐，头晕倦怠，甚至食入即吐者，为妊娠呕吐，中医称为“恶阻”。

35.1.2 病因病理

（1）西医病因病理

西医学病因不十分清楚，但其病因必与胎儿及其附属物有关。绒毛膜促性腺激素水平增高，可能是呕吐的原因。

（2）中医病因病机

恶阻的发生，主要是冲气上逆，胃失和降所致。临床常见的病因为脾胃虚弱、肝胃不和，并可继发气阴两虚的恶阻重证。

35.1.3 临床表现

恶心呕吐频繁，头晕，厌食，甚则恶闻食气，食入即吐，不食亦吐。严重者可出现全身乏力，精神委靡，消瘦，更甚者可见血压下降，体温升高，黄疸，嗜睡或昏迷。

33.1.4 临床诊断

（1）西医诊断

有停经史、早孕反应。结合临床表现和妇科检查可以诊断。

（2）中医诊断

恶阻的辨证主要根据呕吐物的性状和患者的口感，结合全身情况、舌脉综合分析，辨其虚实。口淡、呕吐清涎者，多为脾胃虚弱；口中淡腻、呕吐痰涎者，多为脾虚痰湿；口苦，呕吐酸水或苦水者，多为肝胃不和；干呕或呕吐血性物者，多为气阴两虚。

35.2 脐疗技术在呕吐中的临床应用

技术一

取穴 神阙穴。

用药 刀豆子5个，波蔻3g，生姜汁、生紫苏叶汁、生萝卜汁各1小杯，黄酒适量。

药物制备 先将刀豆子、波蔻共研细末，再取姜汁、紫苏叶汁、萝卜汁与药末调匀，捣成厚膏状，备用。

操作规程 取药膏加黄酒适量炒热，趁热将药膏贴于患者脐孔上，外以纱布覆盖，胶布固定，每天换药1~2次，通常敷药1~2次后呕吐及缓解，如未愈再敷至病愈为止。

主治 用于妊娠恶阻。

技术二

取穴 神阙穴。

用药 生姜汁1小杯，刀豆壳（烧灰存性）10g，米醋适量。

药物制备 先取生姜捣烂取汁1小杯，再取刀豆壳烧灰研为细末，将姜汁加入刀豆壳灰中调和，掺米醋适量制成膏备用。

操作规程 取药膏如红枣大1块，贴于患者脐孔上，盖以纱布，胶布固定，每天贴膏1~3次。

主治 用于妊娠恶阻。

技术三

取穴 神阙穴。

用药 雄黄、五倍子各30g，枯矾15g，葱头5个，肉桂3g，公丁香2g，酒、艾条适量。

药物制备 将上药共捣烂，加酒适量调和，软硬适度，制成圆形小药饼备用。

操作规程 取药饼1个贴于患者脐中，胶布固定，再用艾条隔药悬灸15~20分钟，每天1~2次。

主治 用于妊娠恶阻。

技术四

取穴 神阙穴。

用药 丁香15g，半夏20g，生姜30g。

药物制备 将丁香、半夏共研细末，以生姜煎浓汁，调为糊状。

操作规程 取适量药糊敷于脐部，外盖纱布，并用胶布固定，每日1次，连用3天。

主治 用于妊娠恶阻。

技术五

取穴 神阙穴。

用药 生姜6g。

药物制备 将生姜烘干，研为细末，过筛，以水调为糊状，备用。

操作规程 取药糊敷脐，外用伤湿止痛膏固定，每日1次，连用3天。

主治 用于妊娠恶阻。

技术六

取穴 神阙穴。

用药 炒白术2g，砂仁1g，半夏1g，生姜30g。

药物制备 将前3味药研为细末，用药末与生姜共捣烂如膏。

操作规程 取药膏贴于脐部，外用胶布封固，每2～3天换药1次，每天用热水袋热熨15～20分钟。

主治 用于妊娠恶阻属脾胃虚弱型。

技术七

取穴 神阙穴。

用药 苏叶、黄芩、半夏各3g，竹茹适量。

药物制备 将前3味药研为细末，竹茹适量煎汁，调药面成膏状。

操作规程 取药膏敷于脐部，外用胶布封固，每日换药1次，连用3天。

主治 用于妊娠恶阻。

36 产后血晕

36.1 概述

36.1.1 概念

产妇分娩后突然头晕眼花，不能起坐，或心胸满闷，恶心呕吐，痰涌气急，心烦不安，甚则神昏口噤，不省人事，称为产后血晕。

36.1.2 病因病理

（1）西医病因病理

子宫收缩乏力、胎盘因素、软产道裂伤、凝血功能障碍等均会导致产后血晕。

（2）中医病因病机

导致产后血晕的病机不外乎虚、实两端，虚者多由阴血暴亡，心神失守而发；实者多因瘀血上攻，扰乱心神所致。

36.1.3 临床表现

以产妇新产后数小时内，突然头晕目眩，不能起坐，或晕厥甚则昏迷不省人事为临床表现。

36.1.4 临床诊断

（1）西医诊断

产妇既往患有严重的贫血、血小板减少症、凝血功能障碍，或产时软产道裂伤、产后宫缩乏力、胎盘剥离不全、玻璃后滞留、胎盘嵌顿、胎盘植入或胎膜残留等，具有以上临床表现。结合产科检查进行诊断。

（2）中医诊断

产后血晕应根据眩晕的特点及恶露多少等临床表现辨别虚实。虚者为脱证，恶露量多，面色苍白，心悸愦闷，甚则晕厥，目闭口开，手撒肢冷，一般多见于产后大出血。实者为闭证，恶露量少不下，面色紫暗，心腹胀痛，两手握拳。

36.2 脐疗技术在产后血晕中的临床应用

技术一

取穴 神阙穴。

用药 蓖麻仁30粒，冰片1g，附子15g。

药物制备 将上药共捣烂如糊状。

操作规程 将药糊敷于脐部，并用皂角末吹入鼻腔令嚏，再以炒荆芥穗9g、小蓟30g、红糖30g，水煎浓汁服下。

主治 用于产后血晕。

技术二

取穴 神阙穴。

用药 白人参30g，肉桂40g，生地50g，葱白500g，酒适量。

药物制备 将上药除酒外混合分作两份，分装布袋。

操作规程 取布袋蒸热，袋上喷适量白酒，取1药袋敷脐，凉时随时更换；或将药袋放脐部，外加熨斗熨之。

主治 用于产后血晕。

技术三

取穴 神阙穴。

用药 葱白、蜂蜜各适量。

药物制备 将上药共捣烂。

操作规程 取捣烂之药敷于脐上。

主治 用于产后血晕。

37　产后腹痛

37.1　概述

37.1.1　概念

产妇在产褥期内，发生与分娩或产褥有关的小腹疼痛，称为产后腹痛。

37.1.2　病因病理

（1）西医病因病理

产后腹痛的原因是由于子宫收缩所致，子宫收缩时，引起血管缺血，组织缺氧，神经纤维受压，所以产妇感到腹痛。当子宫收缩停止时，血液流通，血管畅通，组织有血氧供给，神经纤维解除挤压，疼痛消失，这个过程一般在1～2天内完成。初产妇因子宫纤维较为紧密，子宫收缩不甚强烈，易复原，且复原所需时间也较短，疼痛不明显。经产妇由于多次妊娠，子宫肌纤维多次牵拉，复原较难，疼痛时间相对延长，且疼痛也较初产妇剧烈些。产后腹痛都是正常的生理现象。如果疼痛时间超过1周，并为连续性腹痛，或伴有恶露量多、色暗红、多血块、有秽臭气味，多属于盆腔有炎症，应请医生检查治疗。

（2）中医病因病机

本病的主要病机为气血运行不畅、迟滞而痛。产后腹痛的发生与新产后子宫缩复及产妇身体状态密切相关。常见的病因为气血两虚和瘀滞子宫。

37.1.3　临床表现

新产后至产褥期内出现小腹部阵发性剧烈疼痛，或小腹隐隐作痛，多日不解，不伴寒热，常伴有恶露量少，色紫暗有块，排出不畅；或恶露量少，色淡红。

37.1.4　临床诊断

（1）西医诊断

具有以上临床表现，腹部触诊：腹痛时，下腹部可触及子宫呈球状硬块，或腹部柔软，无块。实验室检查多无异常。B超提示宫腔可正常或有少量胎盘、胎膜残留。若并发感染，可见粘连带。

（2）中医诊断

产后腹痛辨证以腹痛的性质，恶露的量、色、质、气味的变化为主，结合兼证、舌脉辨其虚实。若下腹隐痛，喜揉按，按之痛减，恶露量少，色淡质稀，伴头晕眼花，心悸怔忡，舌淡，脉虚细者，多属血虚；若小腹胀痛，拒按，或冷痛喜温，得热痛减，恶露量少或不下，色紫暗有块，四肢不温，舌质暗，脉沉紧或弦涩者，多属血瘀。

37.2 脐疗技术在产后腹痛中的临床应用

技术一

取穴 神阙穴。

用药 生蒲黄10g，五灵脂10g。

药物制备 将上药共研为粗末，洒酒少许于药上，放锅上炒之令热，装布袋内。

操作规程 取药袋趁热熨脐部，每次20分钟，每天熨1～2次。

主治 用于产后小腹痛。

技术二

取穴 神阙穴。

用药 陈艾1000g。

药物制备 将艾叶焙干，研末。

操作规程 铺药末于脐上，以纱布覆盖，再用热水袋热熨，待口中艾味出，则痛自止。

主治 用于产后小腹痛。

技术三

取穴 神阙穴。

用药 香白芷40g，小茴香40g，当归50g，肉桂30g，细辛30g，红花40g，延胡索35g，益母草、乳香、没药适量。

药物制备 先将白芷、小茴香、当归、细辛、肉桂、红花、延胡索、益母草共水煎2次，煎液浓缩成稠状，混入溶于适量95%乙醇溶液的乳香、没药液，烘干后研细末加樟脑备用。

操作规程 每次取9g，用黄酒数滴，拌成糊状，外敷脐部，用护伤膏固定，药干则调换1次，一般连敷3～6次即可痊愈。

主治 用于产后小腹痛。

38　产后小便不通

38.1　概述

38.1.1　概念

新产后产妇发生排尿困难，小便点滴而下，甚则闭塞不通，小腹胀急疼痛者，称产后小便不通。多发生于产后3日内，也可发生在产褥期中，以初产妇、滞产及手术后多见。

38.1.2　病因病理

（1）西医病因病理

引起尿潴留的原因很多，一般可分为阻塞性和非阻塞性两类。阻塞性尿潴留有前列腺肥大、尿道狭窄、膀胱或尿道结石、肿瘤等疾病、阻塞了膀胱颈或尿道而发生尿潴留。非阻塞性尿潴留即膀胱和尿道并无器质性病变，尿潴留是由排尿功能障碍引起的。如脑肿瘤、脑外伤、脊髓肿瘤、脊髓损伤、周围神经疾病以及手术和麻醉等均可引起尿潴留。

（2）中医病因病机

产后小便不通的主要病机是膀胱气化失司所致。常见的病因有气虚、肾虚和血瘀。

38.1.3　临床表现

新产后，尤以产后6～8小时后产褥期中，产妇发生排尿困难，小便点滴而下，甚则癃闭不通，小腹胀急疼痛，脉缓弱或沉细无力或涩。

38.1.4　临床诊断

（1）西医诊断

本病多有产程过长，手术助产，会阴侧切，产时产后失血过多等病史，结合临床表现，和辅助检查可以诊断。

（2）中医诊断

产后小便不通，小腹胀急疼痛，如小便清白，伴见精神疲惫，语音低弱，舌质淡，苔薄白，多属气虚；小便清白，伴见面色晦暗，腰膝酸软，舌质淡，苔薄白，脉沉细无力者，多属肾阳虚；若小便黄热，量少，头晕耳鸣，手足心热，舌红，少苔，脉细数，为肾阴亏损；若小便正常，有产伤史，舌正常，脉涩者，为血瘀；若小便黄赤或混浊，炽热口渴，舌质红，苔薄黄，脉数者，大多由瘀久化热，瘀热蕴结所致。

38.2 脐疗技术在产后小便不通中的临床应用

技术一

取穴 神阙穴。

用药 姜皮15g，大蒜2瓣，葱白10根，食盐适量。

药物制备 将各药加水少许，共捣烂如糊状。

操作规程 敷肚脐上，用塑料纸及胶布固定，再加热水袋热敷，用药后有热气窜入腹内之感，或稍有不适如灼痛者可先将热水袋去掉。

主治 产后小便不通。

技术二

取穴 神阙穴。

用药 益智仁、分心木、五味子等份。

药物制备 将上药压粉后装瓶备用。

操作规程 每次取药粉5g，以白酒调为膏状，敷脐，外盖纱布，周边以胶布条固定。

主治 产后小便不通。

技术三

取穴 神阙穴。

用药 连须葱白60根，麝香0.15g。

药物制备 先将生葱白捣烂如泥，加入麝香再捣至均匀，分成2包，备用。

操作规程 先取一包敷贴于患者脐孔外以纱布束紧；继用热敷斗置脐上熨之，待30分钟后再换另一包敷于脐孔上，以冷熨斗熨之，这样冷热互相交替熨脐，以小便通下为度。

主治 产后小便不通。

技术四

取穴　神阙穴、气海穴。

用药　党参30g，当归15g，川芎10g，柴胡10g，升麻10g。

药物制备　将以上药物加水煎熬，去渣浓缩成稠厚药膏，备用。

操作规程　临用时取药适量摊于蜡纸或纱布中间，贴敷在患者脐孔穴及气海穴上，外以胶布固定，2天换药1次，连续贴至小便通利即可停药。

主治　产后小便不通。

技术五

取穴　神阙穴。

用药　肉桂30g，丁香9g。

药物制备　将两种药物压为细粉，备用。

操作规程　以水调药粉成膏涂脐，外盖纱布，周边以胶布条固定。

主治　产后小便不通。

39 产后痉病

39.1 概述

39.1.1 概念

产褥期内，突然发生四肢抽搐，项背强直，甚则口噤不开，角弓反张者，称为产后痉病。

39.1.2 病因病理

（1）西医病因病理

产时失血过多，接生不慎，伤口创伤不洁导致的。

（2）中医病因病机

本病的发生主要是亡血伤津，筋脉失养，或感染邪毒，直窜经络所致。

39.1.3 临床表现

以产后四肢抽搐，项背强直，甚则牙关紧闭，角弓反张为特征。

39.1.4 临床诊断

（1）西医诊断

有素体血虚阴亏，产时或产后失血过多，复多汗出；或接生不慎，护理不洁，产创感染等病史。结合临床表现和产科检查予以诊断。

（2）中医诊断

产后痉证，首辨虚实。属阴血亏虚者，当以养血息风为主；属感染邪毒者，当以解毒镇痉为主。

39.2 脐疗技术在产后痉病中的临床应用

技术一

取穴 神阙穴。

用药 天麻、川芎、当归、羌活、熟地各等量，陈醋适量。

药物制备 将以上药物研为细末，瓶装备用。

操作规程 取药末15～30g，加入陈醋适量，调和成厚膏，将药膏敷贴于患者脐孔上，覆盖上纱布，加以胶布固定之，每天换药1次。

主治 产后痉病。

技术二

取穴 神阙穴。

用药 食盐15～30g，麦麸60～90g，米醋适量。

药物制备 将食盐炒热，放置待温，再将麦麸加米醋炒热，布包扎成熨袋1个备用。

操作规程 取炒过放温的食盐，填放产妇脐中、气海穴上，纱布扎牢，再将炒醋的麦麸布包放在穴位熨之，气通即苏醒。

主治 产后痉病。

技术三

取穴 神阙穴。

用药 当归25g，黑芥穗15g、防风10g、川芎12g、发灰3g、炮姜1.5g，黑豆1撮，葱白3个，麻油、牛胶各适量。

药物制备 将前8味药煎汤，加麻油煎熬，用黄丹收膏，加牛胶搅拌。

操作规程 煎汤时熏口鼻，将药膏贴心口，脊背及脐腹部。

主治 产后痉病。

40　子宫脱垂

40.1　概述

40.1.1　概念

子宫从正常位置沿阴道下降，宫颈外口达坐骨棘水平以下，甚至子宫全部脱出于阴道口以外，称为子宫脱垂。

40.1.2　病因病理

（1）西医病因病理

本病主要病因是盆底支持组织的损伤、薄弱。

（2）中医病因病机

子宫脱垂与分娩损伤有关，产伤未复，中气不足，或肾气不固，带脉失约，日渐下垂脱出。亦见于长期慢性咳嗽、便秘、年老体衰之体，冲任不固，带脉提摄无力而子宫脱出。

40.1.3　临床表现

自觉小腹下坠隐痛，阴道口有物脱出，持重、站立则脱出加重，卧床休息则可缩复还纳，亦可见带下淋漓，外阴湿秽不适，小便频数或失禁。

40.1.4　临床诊断

（1）西医诊断

阴道内有肿块脱出，下坠感，可伴大小便困难。

子宫脱垂分度：①Ⅰ度轻，子宫颈距离处女膜缘少于4cm但未达处女膜缘。②Ⅰ度重，子宫颈已达处女膜缘，于阴道口即可见到。③Ⅱ度轻，子宫颈已脱出阴道口外，但宫体尚在阴道内。④Ⅱ度重，子宫颈及部分子宫体已脱出于阴道口外。⑤Ⅲ度，子宫颈及子宫体全部脱出于阴道口外。

（2）中医诊断

子宫下移或脱出于阴道口外，劳则加剧，卧则消失，小腹下坠，四肢无力，少气懒言，面色少华；小便频数，带下量多，质稀色白，舌淡苔薄，脉虚细者属于气虚；子宫下脱，腰酸腿软，小腹下坠，小便频数，夜间尤甚，头晕耳鸣，舌淡红，脉沉弱者属于肾虚；子宫脱出阴道口外，表面溃烂，黄水淋漓，或小便灼热，或口干口苦，舌质红，苔或黄腻，脉或沉乏力者属于湿热。

40.2　脐疗技术在子宫脱垂中的临床应用

技术一

取穴　神阙穴。

用药　何首乌30g，雄鸡（100g以下）1只。

药物制备　将鸡宰后去毛及肠杂，以白布裹何首乌末，纳鸡腹内，放于锅内蒸至鸡肉离骨，取出何首乌末，加盐、油、姜、酒调味食用，将鸡骨和何首乌末捣至鸡骨不刺肉为度。

操作规程　敷脐上，用袋包裹，臀部有肌肉牵引感，子宫自能收缩。

主治　子宫脱垂。

技术二

取穴　神阙穴。

用药　尖叶铁扫帚30g，半边莲30g，蓖麻子15g，蜗牛1~3枚。

药物制备　将以上诸药共捣烂。

操作规程　敷于胸部于脐部。

主治　子宫脱垂。

技术三

取穴　神阙穴。

用药　红蓖麻叶250g，硫磺粉6g，五倍子30g，生油少许。

药物制备　将前2味药共捣烂，煨暖，先将五倍子用水煎，洗净患处，用药棉拭净，再用少许生油涂阴挺部。

操作规程　将上药分别敷于百会穴及肚脐，令患者躺下，头低脚高，待子宫收缩后，迅速除去药物。

主治　子宫脱垂。

技术四

取穴　神阙穴。

用药　杜仲30g，枳壳30g，蓖麻子30g。

药物制备 将各药共研细末，醋调糊状。

操作规程 取适量敷脐部，每日 1 换，连用 5 天。

主治 子宫脱垂。

技术五

取穴 神阙穴。

用药 升麻、枳壳各等量，小茴香、丁香、黄酒适量。

药物制备 将上药研为细末，以黄酒调和如膏备用。

操作规程 将药膏如蚕豆大 2 块，1 块贴脐中，另 1 块贴子宫穴上，盖以纱布，胶布固定，每 2 天换药 1 次，病愈停药。

主治 子宫脱垂。

技术六

取穴 神阙穴、百会穴。

用药 雄黄 3g，五倍子 12g，胡椒 3g，麝香 0.1g，蓖麻仁 12g。

药物制备 上药研细末后加少量面粉和鸡蛋清调糊。

操作规程 将药糊外敷脐部和百会穴，然后温灸，每日 1 次，10 次为 1 个疗程。

主治 子宫脱垂。

41 新生儿黄疸

41.1 概述

41.1.1 概念

新生儿黄疸指新生儿时期皮肤、黏膜、巩膜发黄为特征的病证。中医学称胎黄。

41.1.2 病因病理

(1) 西医病因病理

西医学称胎黄为新生儿黄疸，包括生理性黄疸及一系列病理性黄疸，如新生儿溶血症、新生儿肝炎综合征、败血症、先天性胆道闭锁等，严重病理性黄疸可导致胆红素脑病，即“胎黄动风”。

(2) 中医病因病机

胎黄的发生是因小儿先天禀赋不足，感受湿热、寒湿、疫毒，使脾胃湿邪内蕴，肝胆气机受阻，疏泄失常，胆汁外溢所致。湿热、寒湿、瘀积为主要致病因素，其中以湿热最为常见，病位在脾胃、肝胆。

41.1.3 临床表现

胎黄有生理性与病理性之分。生理性胎黄大多在生后2～3天出现，4～6天达到高峰，10～14天消退，早产儿可延至3～4周，一般无其他临床症状。缺氧、呕吐、延迟喂养、寒冷、胎粪排出较晚，可加重生理性胎黄。病理性胎黄则在生后24小时以内或生后1周或数周出现黄疸，2～3周仍不消退，甚至持续加深，或消退后复现。

41.1.4 临床诊断

(1) 西医诊断

黄疸出现时间较早或过晚：生后24小时以内，或生后1周或数周出现。黄疸持续时间较长：足月儿>2周，早产儿常>3～4周，或黄疸退而再现。黄疸程度较重：血清胆红素足月儿>205.2μmol/L（12mg/dl）；早产儿>258μmol/L，

(15mg/dl)；结合胆红素>25.7μmol/L（1.5mg/dl）。黄疸进展快：血清总胆红素每日上升>85.5μmol/L（5mg/dl）。均伴有临床症状和体征。

（2）中医诊断

胎黄在临床上要辨病与辨证相结合。首先应辨别是生理性胎黄或是病理性胎黄。一般根据黄疸出现的时间，黄疸的程度，黄疸持续的时间可以明确诊断。病理性胎黄由于病因不同，禀赋有异，所以病证在发生发展过程中，病程长短不一，病证有寒热虚实之别。湿热熏蒸所致发黄，一般病程较短，多属实证。寒湿阻滞者往往病程较长，中阳不振，多属虚中夹实证。瘀积发黄者，黄疸逐渐加深，伴有腹部胀满，腹部痞块，多属虚实夹杂之证。胎黄动风则多在黄疸迅速加重的过程中发生，多属急危重证，以实证为多。

41.2 脐疗优势治疗技术的临床应用

技术一

取穴 神阙穴。

用药 茵陈30g，干姜10g，附子30g。

药物制备 共研细末，备用。

操作规程 取药末10～15g，撒布于普通膏药或暖脐膏的中央，贴于脐上，外覆纱布，胶布固定，每日换药1次，病愈为止。

主治 用于阴黄，身目俱黄，黄色晦暗，脘闷腹胀，大便溏，舌淡黄，脉缓。

技术二

取穴 神阙穴。

用药 砂仁30g，白糖50g，明矾10g，青背鲫鱼1条。

药物制备 将上药混合放在一起捣烂如膏状。

操作规程 将药膏分作3份，每次取1份，贴于神阙穴，盖以纱布，胶布固定，每天换药1次，一般2～3天见效。

主治 用于阳黄，发热口渴，黄色鲜明，小便短赤，大便秘结，苔黄腻，脉弦数。

技术三

取穴 神阙穴。

用药 田螺2～4个。

药物制备　捣烂。

操作规程　敷脐，外盖纱布，胶布固定，每日换药1次。

主治　用于阳黄。

技术四

取穴　神阙穴。

用药　青脊鲫鱼背肉2块，明矾1g，砂仁3g，白糖5g。

药物制备　将上药混合放在一起捣烂如膏状。

操作规程　取药膏敷在婴儿脐窝上，外以柔软布带束紧，每天换药1次，通常敷药2~3天可奏效。

主治　用于新生儿面目、皮肤发黄。

技术五

取穴　神阙穴。

用药　赤小豆7粒，甜瓜蒂7粒，丝瓜蒂7粒，鲜茵陈绞汁适量，白矾少许。

药物制备　除茵陈汁之外，其余药物共研细末，过晒后，与茵陈汁调拌成米糊状，备用。

操作规程　取药糊直接填满婴儿脐孔，外盖纱布，胶布固定，每天换药1~3次，勤贴频换，直到黄疸尽退方可停药。

主治　用于新生儿出生后颜面、眼睛巩膜、全身发黄。

42 新生儿脐患

42.1 概述

42.1.1 概念

脐部疾患是指小儿出生后，因断脐结扎、护理不善而发生的病证。脐部湿润不干者称为脐湿；脐部红肿热痛，或有脓水溢出者称为脐疮；血从脐中溢出者称为脐血；脐部突起者称为脐突，亦称脐疝。脐部疾患发生于新生儿时期，一般预后良好，若脐血与全身血液疾病有关则预后欠佳。

42.1.2 病因病理

（1）西医病因病理

脐湿、脐疮西医泛指新生儿脐炎，脐部感染；脐血西医学称脐带出血；脐突西医学称脐疝或脐膨出。

（2）中医病因病机

脐湿、脐疮：由于断脐后护理不当所引起，婴儿洗浴时，脐部为水湿所浸，或被尿液浸渍，或脐带未干，脱落过早，或被衣服摩擦损伤等，邪毒浸淫皮肤，久而不干者，则为脐湿；邪毒侵入脐部，气血凝滞，阻于肌肉，发为红肿热痛，则为脐疮。若邪毒与正气相搏，内陷厥阴可致神昏，抽搐。

脐血：在断脐时，脐带结扎过松，血渗于内；或结扎过紧伤及血脉；或啼叫过多，迫血外出，导致脐部出血；亦有因胎热内盛，逼血妄行，致断脐不久，血从内溢出。或婴儿禀赋不足，中气虚弱，气不摄血而致脐血不止。

脐突：婴儿腹壁肌肉薄弱松弛，或先天发育不全，脐孔未全闭合，留有脐环，又因出生之后，啼哭叫扰过多，不时用力努挣伸引，致小肠脂膜突入脐中，成为脐突。

42.1.3 临床表现

脐湿：脐部渗出脂水，脐部湿润不干者。

脐疮：脐部红肿热痛，或局部糜烂，渗出脓水者。

脐血：断脐后脐部有血渗出者。

脐突：脐部呈一半球状或囊状突起，虚大光亮，按之可回纳，又称脐疝。

42.1.4　临床诊断

（1）西医诊断

脐带处理不洁，尿液及水湿浸渍脐部，或断脐结扎不当，或经常啼哭叫闹等病史。脐部渗出脂水，脐部湿润不干者。

脐疮：脐部红肿热痛，或局部糜烂，渗出脓水者。

脐血：断脐后脐部有血渗出者。

脐突：脐部呈一半球状或囊状突起，虚大光亮，按之可回纳。

（2）中医诊断

脐湿、脐疮、脐血、脐突，临证时可从脐部症状加以区分。对于脐部红肿，或有脓性、血性渗出、高热、啼哭烦躁者，应注意其全身症状，防止发生昏迷抽搐等变证。脐湿、脐疮以清热解毒为主，佐以收敛燥湿之品。脐血的治疗应分辨不同的病因进行处理。因脐部结扎失宜者，应重新结扎；因胎热内盛，迫血妄行者，应清热凉血止血；气不摄血者，应益气摄血等。

42.2　脐疗技术在新生儿脐患中的临床应用

技术一

取穴　神阙穴。

用药　头发1团（烧灰存性），枯矾适量，蜜糖少量。

药物制备　将前2味药混合研为细末，过筛后，以蜂蜜调和如膏备用。

操作规程　临用时取药膏适量，摊于1块纱布上，以膏贴于患者脐突部位上，以硬纸板轻轻往脐下压之，然后用束带固定，一般3～4天自行消散。

主治　用于小儿脐突。

技术二

取穴　神阙穴。

用药　青黛20g，黄柏10g，生黄膏20g，香油适量。

药物制备　将上药共研细末，备用。

操作规程　临时取药末适量与香油少许拌成稠糊，把药糊直接涂满患儿脐窝内，外盖纱布，胶布固定，每天换药1次，换药时用温开水洗净皮肤。

主治　用于小儿脐疮。

技术三

取穴 神阙穴。
用药 车前子5g。
药物制备 炒焦研末。
操作规程 撒脐中，外用纱布包扎，每天换药1次。
主治 用于婴儿脐中流水，脐湿症。

技术四

取穴 神阙穴。
用药 金黄散30g，香油适量。
药物制备 取金黄散适量，调香油少许，拌匀，调如糊状，备用。
操作规程 取药糊涂在脐孔上，每月换药1次，连涂药3～5次可痊愈。
主治 用于小儿脐疮。

43 小儿感冒

43.1 概述

43.1.1 概念

感冒是小儿常见疾病，由感受外邪所致，临床以发热、恶寒、鼻塞流涕、咳嗽为特征，四季均可发病，尤以冬春多见。任何年龄均可发生，年幼体弱者较易罹患。婴幼儿发病后可出现夹痰、夹滞、夹惊之兼证。

43.1.2 病因病理

（1）西医病因病理

病因：各种病毒和细菌均可引起，但以病毒为多见，约占90%以上，主要是呼吸道合胞病毒、腺病毒、流感病毒、副流感病毒、鼻病毒、柯萨奇病毒、埃可病毒、冠状病毒、单纯疱疹病毒等。细菌感染仅占原发上呼吸道感染的10%左右。病毒感染后亦可继发细菌感染，最常见为溶血性链球菌，其次为肺炎球菌、流感嗜血杆菌等。肺炎支原体亦可引起上呼吸道感染。

病理：早期只有上呼吸道黏膜下层水肿，主要是血管扩张和单核细胞浸润，以后转成中性粒细胞浸润。上皮细胞受损后剥脱，到痊愈时重新再生。

（2）中医病因病机

感冒病因主要系外感风寒、风热时邪。小儿寒暖不能自调，体属稚阴稚阳，肌肤娇嫩，腠理空疏，卫外机能不足。若气候突然变化，寒温失常，坐卧汗出当风，沐浴受凉或调摄不当时，易感受外邪而发。

43.1.3 临床表现

年长儿症状较轻，常于受凉后1～3天出现鼻塞、喷嚏、流涕、干咳、咽痛、发热等；有些在发病早期可有阵发性脐周疼痛，与发热所致阵发性肠痉挛或肠系膜淋巴结炎有关。婴幼儿局部症状不显著而全身症状重，可骤然起病，高热、咳嗽、食欲差，可伴有呕吐、腹泻、烦躁甚至高热惊厥。

43.1.4 临床诊断

（1）西医诊断

以发热、恶风寒鼻塞流涕，喷嚏，微咳为主症。同时结合气候变化，流行病学史可明确诊断。小儿感冒的诊断需与一些急性传染病相鉴别，一些急性传染病的早期有类似感冒的症状如、麻疹、百日咳、水痘等。

（2）中医诊断

感冒辨证首先辨其寒热，寒热之辨主要在察咽观舌。凡咽红，舌边尖红者属风热无疑，若咽红，即使舌质不红，苔薄白，也可考虑为风热，纵有寒象也以寒包热郁居多。小儿感冒以实证居多，体虚感冒往往反复发病，面色欠华，发稀，多汗畏寒，常伴有佝偻病、贫血、厌食等疾患。

43.2 脐疗技术在小儿感冒中的临床应用

技术一

取穴 神阙穴。
用药 葱白3g，鲜薄荷叶3g。
药物制备 上药共捣烂如泥状。
操作规程 外敷脐部，常规法固定，每日换药1次，连用3日。
主治 小儿感冒。

技术二

取穴 神阙穴。
用药 葱白12g，连翘9g。
药物制备 上药共捣烂如泥状。
操作规程 外敷脐部，每日换药2次，病愈为度。
主治 小儿感冒。

技术三

取穴 神阙穴。
用药 杏仁、桃仁、白前、前胡各5g，薄荷、牛蒡子、冰片各3g。
药物制备 上药共研细末，用蜂蜜调膏。
操作规程 外敷脐部，麝香虎骨膏固定，每日换药1次。
主治 小儿感冒。

44 小儿支气管炎

44.1 概述

44.1.1 概念

小儿支气管炎系指支气管发生炎症，小儿毛细支气管炎的病变主要发生在肺部的细小支气管，也就是毛细支气管，所以病名为“毛细支气管炎”，通常是由普通感冒、流行性感冒等病毒性感染引起的并发症，也可能由细菌感染所致，是小儿常见的一种急性上呼吸道感染。

44.1.2 病因病理

（1）西医病因病理病

毛细支气管炎的病原主要为呼吸道合胞病毒，可占 80% 或更多；其他依次为腺病毒、副流感病毒、鼻病毒、流感病毒等；少数病例可由肺炎支原体引起，感染病毒后，细小的毛细支气管充血、水肿，黏液分泌增多，加上坏死的黏膜上皮细胞脱落而堵塞管腔，导致明显的肺气肿和肺不张。炎症平常可累及肺泡，肺泡壁和肺间质，故可以认为它是肺炎的一种特殊类型。

（2）中医病因病机

感受外邪，肺失清肃，为基本病机。

44.1.3 临床表现

起病较急，有感冒前期症状，如咳嗽、喷嚏，1～2 天后咳嗽加重，出现发作性呼吸困难、喘憋、面色苍白、口唇发绀、三凹征，肺部体征早期喘鸣音为主，继之出现湿啰音。症状严重时可伴充血性心力衰竭、呼吸衰竭、缺氧性脑病以及水和电解质紊乱。一般体温不超过 38.5℃，病程 1～2 周。血白细胞多正常或轻度增加。血气分析可见低氧血症以及动脉血二氧化碳分压降低或升高。胸部 X 线片以肺纹理增粗、双肺透亮度增强或有小片阴影和肺不张。有条件可做呼吸道分泌物病毒快速诊断以明确病毒种类。

44.1.4 临床诊断

（1）西医诊断

体格检查时肺部叩诊无浊音，呼吸音正常或稍有减弱，或双肺呼吸音粗糙，早期肺部有干啰音，以后可有不固定的、散在的粗大或中等的湿啰音。由病毒引起的急性支气管炎，周围血白细胞总数正常或稍增多，由细菌引起的或混合感染的，白细胞总数及中性粒细胞均增高。X线胸片显示正常，或肺纹理增粗，肺门阴影增深。

（2）中医诊断

咳嗽辨证，首先辨外感内伤。外感咳嗽，起病急，病程短，伴有表证。内伤咳嗽，起病缓，病程长，多兼里证。其次辨寒热虚实，寒咳多见怕冷，痰稀白，舌淡苔白。热咳多见发热痰黄，咽红便秘，舌红苔黄。外感咳嗽以实证居多，内伤咳嗽以虚证居多，或虚实夹杂。

44.2 脐疗技术在小儿支气管炎中的临床应用

技术一

取穴 神阙穴。
用药 麻黄7g，杏仁9g，甘草6g，百部10g。
药物制备 上药共研细末。
操作规程 温水调敷脐部，纱布包扎，每天换药1次，连用5~7次。
主治 小儿感冒。

技术二

取穴 神阙穴。
用药 草决明60g，莱菔子30g。
药物制备 上药共研细末。
操作规程 将研好的药末适量，敷于脐部，外盖纱布，胶布固定。
主治 小儿感冒。

技术三

取穴 神阙穴。
用药 鱼腥草15g，青黛10g，蛤壳10g，葱白3根，冰片0.3g。
药物制备 前3味药共研细末，取葱白、冰片与药末捣烂如糊状。

操作规程　临时以酒精消毒脐部，然后取药糊涂于肚脐内，盖以纱布，胶布固定，每日换药1次，10次为1个疗程。

主治　小儿感冒。

技术四

取穴　神阙穴。

用药　制半夏10g，白果仁9g，杏仁6g，细辛6g。

药物制备　上药共研细末，以姜汁调为糊状备用。

操作规程　把药糊涂于脐部，外盖以纱布，胶布固定，每日换药1次。

主治　小儿感冒。

45 小儿支气管哮喘

45.1 概述

45.1.1 概念

支气管哮喘是一种以反复发作性哮鸣气促，呼气延长，甚则不能平卧为特征的肺系疾病。哮指声响而言，喘指气息而言。哮必兼喘，故通称“哮喘”。

45.1.2 病因病理

（1）西医病因病理

哮喘的主要病理变化为支气管平滑肌痉挛、炎性细胞浸润、上层基底膜增厚及呼吸道黏膜水肿、上皮脱落混合细胞碎屑、黏液分泌增加，黏膜纤毛功能障碍、进而引起支气管黏膜肥厚与支气管内黏液栓塞。以上病理变化的结果造成呼吸道腔狭窄，致使呼吸道阻力增加，出现哮喘。

（2）中医病因病机

哮喘的发生是由多种诱因引动体内伏痰而发，伏痰的产生责之于素体肺、脾、肾三脏功能不足；诱因责之于感受外邪，接触发物，情志失调，劳倦过度。痰气胶阻，搏击气道，发为哮喘。经过正确的治疗，邪去正虚，病情好转，进入缓解期；如病邪亢盛，或正气不足，可进入哮喘持续状态，病情恶化。

45.1.3 临床表现

发作前常有喷嚏、咳嗽等先兆症状，或夜间突然发作。发作时喉间哮鸣，呼吸困难，咯痰不爽，甚则不能平卧，烦躁不安。

45.1.4 临床诊断

（1）西医诊断

发作前常有喷嚏、咳嗽等先兆症状，或夜间突然发作。发作时喉间哮鸣，呼吸困难，咯痰不爽，甚则不能平卧，烦躁不安。常因气候转变，受凉，或接触某些过敏物质等因素诱发。可有婴儿期湿疹，或有家族过敏史。心肺听诊：两肺满布哮鸣音，呼气延长，或闻及湿啰音，心率增快。血白细胞总数正常，嗜酸粒细胞可增高，可疑变应原皮肤试验常呈阳性，伴肺部感染时，血白细胞的总数及中性粒细胞可增高。

（2）中医诊断

具有以上临床表现和家族史，发作时哮吼痰鸣，喘急倚息，以邪实为主。咳喘痰黄，身热面赤，口干舌红为热性哮喘；咳喘畏寒，痰多清稀，舌苔白滑为寒性哮喘。缓解期哮喘已平，出现肺脾肾三脏不足，以正虚为主。辨别哮喘虚实可从病程长短、全身症状轻重来区别，气短多汗，易感冒多为气虚；形寒肢冷面白，动则心悸为阳虚；消瘦乏力、盗汗面红为阴虚。

45.2 脐疗技术在小儿支气管哮喘中的临床应用

技术一

取穴 神阙穴。

用药 白丑、黑丑（各半生半炒，各取头末）各15g，大黄31g，槟榔7.5g，木香4.5g，轻粉0.03g。

药物制备 共研细末，蜂蜜调成饼。

操作规程 贴脐内，微利为度。

主治 小儿哮喘。

技术二

取穴 神阙穴。

用药 朱砂7.5g，甘遂4.5g，轻粉1.5g。

药物制备 每次取0.03g药粉，以温浆水少许，上滴香油一点，炒药在油花上，待药沉到底。

操作规程 敷脐部，外盖纱布，胶布固定，每日1次。

主治 小儿哮喘。

技术三

取穴 神阙穴。

用药 白胡椒10g，白矾3g，麻黄碱20片，二氧丙嗪15片。

药物制备 上药研末备用。

操作规程 每次取1g药粉，水调敷脐部，外贴胶布固定，每天换药1次。

主治 小儿哮喘。

46 小儿泄泻

46.1 概述

46.1.1 概念

泄泻是小儿时期最常见的脾胃疾病，以大便次数增多，粪质稀薄，或如水样为特征。一年四季均可发病，但以夏秋季节，暑湿当令之时居多。发病年龄多在2岁以下，且年龄越小，发病率越高。

46.1.2 病因病理

（1）西医病因病理

本病可分为感染和非感染因素。感染因素又分为消化道内感染和消化道外感染。非感染因素主要在有内因素和气候因素。消化道内感染包括细菌、病毒以及原虫感染。常见的细菌感染为大肠杆菌（包括致病性、产毒性和侵袭性大肠杆菌等）等。病毒感染则以人类轮状病毒、诺沃克病毒为主要原因。原虫感染如肠滴虫及肠梨形鞭毛虫、结肠小袋虫可引起急性或慢性肠炎。消化道外感染如呼吸道感染、泌尿道感染、中耳炎及其他急性感染性疾病。内在因素主要是小儿消化系统发育不成熟。气候因素，如寒冷使腹部受凉、肠蠕动亢进等。

（2）中医病因病机

引起小儿泄泻的原因甚多，归纳起来，不外感受外邪、内伤饮食、脾胃虚弱三类。其基本病理改变为脾胃运化功能失常，水湿并走大肠。

46.1.3 临床表现

大便次数增多，每日3~5次，多达10次以上，呈淡黄色，如蛋花汤样，或色褐而臭，可有少量黏液，或伴有恶心呕吐、腹痛、发热、口渴等症。重者腹泻及呕吐较严重，可见小便短少，体温升高，烦躁神委，皮肤干瘪，囟门内陷，目珠下陷，啼哭无泪，口唇樱红，呼吸深长，腹胀等脱水、酸碱平衡失调及电解质紊乱的表现。

46.1.4　临床诊断

（1）西医诊断

有乳食不节、饮食不洁或感受时邪的病史。结合以上临床表现，大便镜检可有脂肪细胞，少量红、白细胞。大便病原体检查可有致病性大肠杆菌生长，或分离出病毒等。

（2）中医诊断

凡起病急，大便清稀多泡沫，伴肠鸣腹痛，恶寒鼻塞者属外感风寒；凡大便酸臭，夹有奶瓣或食物残渣，伴腹胀、嗳吐酸腐者为内伤饮食；凡泻下势急，色黄褐臭秽，夹有黏液，伴烦躁口渴者属湿热内蕴；凡大便稀溏，色淡不臭，迁延反复，伴面黄神倦者属脾虚泻；凡体弱患儿，粪清，多啼，眠中惊叫者属脾虚惊泻；凡久泻不愈，大便清冷，完谷不化，形寒肢冷神委者属脾肾阳虚泻。

46.2　脐疗技术在小儿泄泻中的临床应用

技术一

取穴　神阙穴。
用药　木鳖子1枚（煨热去壳），丁香3粒。
药物制备　上药共研末，米糊为丸。
操作规程　填入小儿脐中，外贴寻常膏药即可。
主治　小儿泄泻。

技术二

取穴　神阙穴。
用药　木香、肉桂、丁香各等量。
药物制备　上药共研末。
操作规程　每用5～6g，醋调外敷肚脐，24小时换药1次，3日为1个疗程。
主治　小儿泄泻。

技术三

取穴　神阙穴。
用药　丁香、肉桂等量。
药物制备　上药共研末。
操作规程　每次2～3g，用藿香正气水调成糊状，涂脐上，伤湿止痛膏覆盖，每日1次，连用3日为1个疗程。

主治 小儿泄泻。

技术四

取穴 神阙穴。

用药 白芷、干姜各3g，蜂蜜、酒适量。

药物制备 上药共研末，用蜂蜜调药粉成膏状。

操作规程 先用酒精擦洗脐部，然后将药膏涂脐上，再用暖水袋熨脐。

主治 小儿泄泻。

47 小儿厌食

47.1 概述

47.1.1 概念

小儿厌食是指小儿较长时期见食不贪，食欲不振，甚至拒食的一种病证，一般除食欲不振外，其他情况较好，无明显的形体、精神状态改变。

47.1.2 病因病理

（1）西医病因病理

全身性疾病的影响、药物影响、微量元素缺乏及某些内分泌素不足、食物过敏、喂养不当、气候影响、运动量不足、睡眠不足、神经性厌食等均可导致厌食。

（2）中医病因病机

其主要病因病机是喂养不当，他病及脾，损伤脾胃，脾胃功能失调，导致胃不思纳而成。

47.1.3 临床表现

长期食欲不振，或厌食，食量明显少于同龄正常儿童；面色少华，形体偏瘦，但精神尚好，活动如常。

47.1.4 临床诊断

（1）西医诊断

期食欲不振而无其他疾病者。面色少华，形体偏瘦，但精神尚好，活动如常。有喂养不当史，如进食无定时定量，过食生冷、甘甜之物，吃零食及偏食等。

（2）中医诊断

本病以食欲不振，厌恶进食为主证。因病因不同，脾胃受损程度不一，伴随症状也有差别。初起仅有食欲不振，精神尚好，全身虚象不著，舌质正常，舌苔薄腻者为病轻，属脾胃不和，纳化失健；厌食日久，或先天禀赋不足，后天调护失宜，致脾胃损伤，表现面黄、懒言、少动、便溏，舌质淡，苔薄白者为病重，属脾胃气虚；若为温热病后，或过用香燥之品，表现厌食及口干、舌燥、肤燥、便干、舌红苔少或无苔或花剥而少津者为胃阴不足。

47.2 脐疗技术在小儿厌食中的临床应用

技术一

取穴 神阙穴。

用药 炙黄芪、炙鸡内金、焦白术、五谷虫各6g，炒山药10g，焦三仙各5g，茯苓10g。

药物制备 将上药混合共研细末，备用。

操作规程 取药末10~15g，开水调成糊状，捏成药饼，贴敷患儿脐中，每日换药1次。

主治 小儿厌食。

技术二

取穴 神阙穴。

用药 枳实、白术、砂仁各等份。

药物制备 将上药混合共研细末，备用。

操作规程 将上药粉用茶水调成丸填肚脐，外用万应膏贴封，敷药时为寅时，连敷3天，一般1次见效。

主治 小儿厌食。

技术三

取穴 神阙穴。

用药 生山楂9g，陈皮6g，白术6g。

药物制备 将上药混合共研细末，备用。

操作规程 填于患者脐上，每日换药2次，连续3~5日。

主治 小儿厌食。

48 小儿遗尿

48.1 概述

48.1.1 概念

遗尿，亦称尿床，是指5岁以上的小儿睡眠中经常小便自遗，醒后方觉的一种病证。本病多见于10岁以下的小儿，也有病情反复延至更大年龄者。迁延不愈者可使儿童精神抑郁，影响身心健康。5岁以下的小儿，由于脏腑未坚，对排尿的自控能力差，常可出现遗尿；学龄期儿童，由于睡前多饮，或疲劳酣睡，偶有睡中遗尿者，均不属病态。

48.1.2 病因病理

（1）西医病因病理

从发病原因上来看，小儿遗尿分有原发性遗尿和继发性遗尿两种。原发性遗尿，在遗尿小儿中占大多数，一般无器质性疾病，是由于膀胱控制排尿的功能发育不良所致。继发性遗尿多由于精神创伤或行为问题，这种情况常为间歇性或一过性遗尿；还有继发于膀胱或全身疾病如泌尿道感染、糖尿病、尿崩症、镰状细胞贫血等。

（2）中医病因病机

下元虚寒，肾气不足；脾肺气虚，膀胱失约；肝经湿热，热迫膀胱。此外，有些患儿日间疲劳过度，致夜间睡眠过深，呼叫不应，或自幼缺乏教育，没有养成夜间起床排尿的习惯，或骤然更换新环境，或因蛲虫感染，至夜爬出肛门外，刺激前阴等，均可。

48.1.3 临床表现

龄在5岁以上。睡眠较深，不易唤醒，每夜或隔天发生尿床，甚则每夜遗尿1～2次以上者。

48.1.4 临床诊断

（1）西医诊断

年龄在5岁以上。睡眠较深，不易唤醒，每夜或隔天发生尿床，甚则每夜遗尿1~2次以上者。尿常规和尿培养多无异常发现。X线检查部分患儿可发现隐性脊柱裂，或作泌尿系造影可见畸形。

（2）中医诊断

遗尿的辨证重在辨其虚实寒热。遗尿日久，小便清长，量多次频，兼见形寒肢冷，面白神疲，乏力自汗者多为虚寒；遗尿初起，尿黄短涩，量少灼热，形体壮实，睡眠不宁者多为实热。虚寒者多责之于肾气虚弱、下元虚冷和脾肺气虚、膀胱失约；实热者多责之于肝经湿热、热迫膀胱。临床所见，虚寒者居多，实热者较少。

48.2 脐疗技术在小儿遗尿中的临床应用

技术一

取穴 神阙穴。

用药 白术、白芍、白矾、硫黄、甘草各等份。

药物制备 上药共研细末，备用。

操作规程 每次取药粉0.1g，葱汁调糊，敷于脐部，3日换药1次。

主治 小儿遗尿。

技术二

取穴 神阙穴。

用药 龙骨15g，醋适量。

药物制备 龙骨经火煅后研末，用醋将龙骨粉调为糊状。

操作规程 敷脐，外盖纱布，胶布固定，每天换药1次，连用5~7次。

主治 小儿遗尿。

技术三

取穴 神阙穴。

用药 硫黄30g，大葱120g。

药物制备 硫黄研末和大葱共捣烂如泥。

操作规程 烘热，装纱布袋，敷脐，外用纱布包裹，或用胶布固定，每晚1次，连敷7~10天。

主治 小儿遗尿。

49 百日咳

49.1 概述

49.1.1 概念

百日咳是由百日咳杆菌所致的急性呼吸道传染病，临床以阵发性痉挛性咳嗽，阵咳末出现高音调鸡鸣样吼声为特征。本病传染性很强，冬春季节发病较多。

49.1.2 病因病理

（1）西医病因病理

百日咳杆菌侵入易感者呼吸道后，黏附于呼吸道上皮细胞纤毛上，繁殖并产生毒素而致病。传染期多在发病的 1～3 周，尤以第 1 周传染性最强。通过飞沫传播。婴幼儿最为易感，尤其 6 个月以下的婴儿发病率高，近年国外报告有不少成年百日咳患者。病后多可获持久免疫力。

（2）中医病因病机

本病的病因为外感时行邪毒。病机是时行邪毒侵肺，夹痰交结气道，导致肺失清肃，肺气上逆。

49.1.3 临床表现

病初类似感冒，热退后咳嗽加重，具有典型的阵发性痉挛性咳嗽，咳后伴高调的鸡鸣样吼声，反复多次，直至咳出大量黏稠痰液，咳嗽暂缓，同时常伴呕吐。由于剧咳可致面部、眼睑浮肿，眼结膜出血，舌系带溃疡。

49.1.4 临床诊断

（1）西医诊断

未接种百日咳疫苗，发病前 1～3 周有百日咳接触史。有上述临床表现。

实验室检查：发病 1 周后周围血白细胞总数及淋巴细胞显著增高，白细胞总数可达（20～50）$\times 10^9$/L，其中淋巴细胞可达 0.6～0.8，无幼稚细胞。采用鼻咽拭子培养法或咳碟法做细菌培养，有百日咳杆菌生长可确诊。

（2）中医诊断

百日咳辨证按其病程发展分期进行，可分为初咳期、痉咳期及恢复期三期。初咳期邪在肺卫，类似感冒，属表证，咳嗽痰白者为风寒；咳嗽痰黄者为风热。痉咳期邪郁肺经，属里证，痉咳痰稀为痰浊阻肺；痉咳痰稠为痰火阻肺。恢复期正气虚弱，余邪留恋，呛咳痰少黏稠为肺阴不足；咳而无力，痰液稀薄为肺脾气虚。

49.2 脐疗技术在百日咳中的临床应用

技术一

取穴 神阙穴。

用药 白丑、黑丑各等份，半生半炒，各取头末15g，大黄30g，槟榔7g，木香4g，轻粉0.03g。

药物制备 上药共研末，蜜调制成药饼。

操作规程 贴脐部，以微见腹泻为度。

主治 百日咳。

技术二

取穴 神阙穴。

用药 朱砂7.5g，甘遂4.5g，轻粉1.5g。

药物制备 上药共研末，每次取0.03g，蜜调为糊。

操作规程 敷脐上。

主治 百日咳。

技术三

取穴 神阙穴。

用药 麻黄、杏仁、甘草各等份，葱白3根。

药物制备 将前3味药研细末，入葱白头捣烂如泥。

操作规程 敷脐孔，上盖油纸，胶布固定，半天取下，下午再敷，1日2次。

主治 百日咳。

50 小儿口疮

50.1 概述

50.1.1 概念

口疮是小儿时期常见的口腔疾患，以口颊、唇、舌、齿龈、上腭等处发生淡黄或白色溃疡，局部疼痛为主要临床特征。

50.1.2 病因病理

（1）西医病因病理

小儿口腔溃疡是由于小儿口腔黏膜薄而嫩，易被过热食物烫伤、过硬食物擦伤或进食时咬伤，继而发生感染导致口腔溃疡。有的幼儿在腹泻或营养不良时也会发生口腔溃疡。一旦溃疡形成，所进食物的化学成分就会对溃疡面产生刺激，引起创面疼痛。

（2）中医病因病机

小儿口疮多由胎热内蕴，将养过温，感受外邪，心脾积热；或调护不当，口腔不洁，秽毒内侵；或大病久病素体虚弱，虚火上炎熏灼口舌所致。

50.1.3 临床表现

轻证患儿仅口腔疼痛流涎，饮食受限，体弱久病者则病程长，口疮反复发生。重证患儿可出现满口赤烂、高热、烦躁、拒食甚则精神委靡，四肢不温，吐泻等。

50.1.4 临床诊断

（1）西医诊断

初起口腔内黏膜发生红肿，或散在小疮，继而糜烂，形成溃疡，流涎，疼痛，可伴发热，颌下淋巴结肿大。发病多与饮食失调，或发热疾患有关。

（2）中医诊断

临证应注意辨别口疮之虚实，实证起病急，病程短，口腔溃疡数目多，周围黏膜红赤，局部灼热疼痛重，口臭流涎，尿赤便结或伴发热烦躁，啼哭。因于外感风热者，伴见发热恶寒，咳嗽，咽痛红肿；因于饮食肥甘，脾胃积热者，有饮食不节史，并见脘腹胀满、食欲不振等症；夹毒夹湿者，则口腔溃疡表面有渗出物。虚证起病缓，病程长，口腔溃疡数目少，周围黏膜淡红，疼痛较轻，多见于素体虚弱，罹患热病及久病久泻之患儿，口疮易反复出现，可伴低热、盗汗、神疲及颧红等阴虚内热之象。

50.2 脐疗技术小儿口疮的临床应用

技术一

取穴 神阙穴。

用药 细辛适量。

药物制备 将细辛研为细末，醋调成饼状备用。

操作规程 将药饼贴脐上，没日换药1次，病愈为止。

主治 小儿口疮。

技术二

取穴 神阙穴，涌泉穴。

用药 大黄、硝石、白矾各等量，米醋、面粉少量。

药物制备 将药共研细末，加入米醋少量，调和成膏药备用。

操作规程 将药膏2小团，分别敷于患儿脐孔和涌泉穴处，盖以纱布，胶布固定。每天1次，敷3~4次可见效。

主治 小儿口疮。

技术三

取穴 神阙穴。

用药 明矾10g，鸡蛋清适量。

药物制备 将明矾研为细末，加入鸡蛋清调和成糊状备用。

操作规程 取药糊涂脐中和涌泉穴上，盖以纱布，胶布固定，干后再换。每天1~2次。

主治 小儿口疮。

51 小儿汗证

51.1 概述

51.1.1 概念

小儿汗证是指小儿在安静状态下，全身或局部出汗过多为主的病证。多见于婴幼儿和学龄前儿童，尤其是素体虚弱者，亦可见于较大儿童。本病预后一般较好。小儿汗证虽有自汗、盗汗之分，但常自汗、盗汗并见。不分寤寐，无故汗出者称自汗；睡中出汗，醒时汗止者称盗汗。自汗多为气虚、阳虚；盗汗多为阴虚。本节汗证不包括温热病引起的出汗以及亡阳大汗。

51.1.2 病因病理

（1）西医病因病理

西医学自主神经功能紊乱，而维生素 D 缺乏性佝偻病及结核感染，也常以多汗为主症。

（2）中医病因病机

汗是人体五液之一，为心所主，由阳气蒸化津液，发泄于腠理而来。故凡阴阳平衡，气血调畅，营卫调和，腠理固密，则津液内敛。反之，若阴阳偏胜，气血失调，心失所养，以及营卫不和，腠理疏泄，则可引起汗液外泄之证。

51.1.3 临床表现

小儿在安静状态下，全身或局部出汗过多为主。

51.1.4 临床诊断

（1）西医诊断

在安静状态下，白天或夜间全身或某些部位汗出较正常小儿为多。无其他病证。排除因环境等因素的影响。

（2）中医诊断

本病的辨证，重点是分清虚实表里、阴阳气血之不同。一般来说，自汗属阳虚，又有表气虚、里气虚之不同，更有实热内蕴、迫津外泄者。盗汗属阴虚，又有虚火、实火之别。另外，局部汗出，如半身汗出，多属气血不和，营卫失调；头额汗出，有因阳气发越，或阳明积热，也有因阳气虚脱者；心胸汗多，为心虚，也为胃热；手足心汗出，也有虚实的不同。

51.2 脐疗技术在小儿汗证中的临床应用

技术一

取穴 神阙穴。

用药 五倍子、赤石脂、没食子、煅龙牡各100g，辰砂5g。

药物制备 共研细末，备用。

操作规程 6个月至1岁者每次用10g，1~5岁者用15g，5岁以上者用20g，用凉水、食醋各半调药成稀糊状，每晚临睡前敷肚脐，以纱布固定，翌晨揭去，3~5次为1个疗程。

主治 小儿汗证。

技术二

取穴 神阙穴。

用药 龙骨、牡蛎各30g，大麦芽50g。

药物制备 共研细末，备用。

操作规程 每次以药粉5g，撒于脐部，包扎固定，12小时换药1次。

主治 小儿汗证。

52 脱肛

52.1 概述

52.1.1 概念

脱肛是直肠黏膜，肛管，直肠全层和部分乙状结肠向下移位，脱出肛外的一种疾病。

52.1.2 病因病理

（1）西医病因病理

目前医学界比较认可的说法：

1）滑动性疝学说：1912 年 Moschowitr 认为，直肠脱垂是疝的发生过程，是直肠膀胱或子宫陷凹，沿直肠向下，通过盆底成为滑动疝。长大的疝束，由肛内脱出。

2）肠套叠学说：Broden 和 Snellman 认为，直肠脱垂并不是滑动性病，而且乙状结肠和直肠连接处发生套叠而引起，此套叠的起点无固定部位，因反复下脱，直肠末端外翻，通过肛门口脱出。

（2）中医病因病机

小儿气血未旺、老年气血衰退，中气不足、妇女分娩用力耗气，气血亏损、慢性泻痢，习惯性便秘、长期咳嗽均能导致脱肛。

52.1.3 临床表现

脱出：是临床上直肠脱垂的最主要症状。初期，黏膜脱出，可自行复位，随着病情发展和日久失治，脱出物增长变粗，甚至咳嗽、走路、用力、下蹲时也会脱出，不易复位，须以手回托或窝床休息，方能复位，这已是较严重的脱垂。

出血：一般无出血，若大便干燥，衣裤摩擦刺激，黏膜充血，水肿，糜烂，大便时可滴血，手纸带血，但出血量较少。

潮湿：肛门括约肌收缩无力，常有黏液、自肛内溢出，刺激肛门，故肛门潮湿，甚至刺痒。

坠胀：除直肠脱垂伴有发炎，腹泻有坠胀感外，全层脱垂者，由于直肠与乙状结肠套叠，压迫肛门部，影响到血液淋巴回流，产生坠胀或里急后重感。

52.1.4 临床诊断

（1）西医诊断

有上述临床表现。

视诊：嘱病人排便时可看到直肠黏膜或直肠全层脱出。

指诊：可发现肛门括约肌松弛，收缩力减弱。

镜检：可见到直肠黏膜折叠。

（2）中医诊断

便时肛内肿物脱出，轻重不一，色淡红，伴有肛门坠胀，大便带血，神疲乏力，食欲不振，甚则头昏耳鸣，腰膝酸软为脾虚气陷；肛内肿物脱出，色紫暗或深红，甚则表面部分溃破，糜烂，肛门坠痛，肛内指检有灼热感为湿热下注。

52.2 脐疗技术在脱肛中的临床应用

技术一

取穴 神阙穴。

用药 黄芪、升麻、枳壳、五倍子各等量，陈醋适量。

药物制备 以上各药共研为末，备用。

操作规程 取药末30g，以陈醋适量调药末为薄糊，摊于纱布中间，敷患者脐上，胶布固定，每天换药3～5次。

主治 脱肛。

技术二

取穴 神阙穴。

用药 生莱菔子30g。

药物制备 上药捣烂备用。

操作规程 取上药敷于患者脐中，盖以纱布，胶布固定。

主治 脱肛。

53　急性乳腺炎

53.1　概述

53.1.1　概念

急性乳腺炎大多由金黄色葡萄球菌引起的急性化脓性感染。

53.1.2　病因病理

（1）西医病因病理

本病多因产后抵抗力下降，乳头破损，乳汁淤积，细菌沿淋巴管、乳管侵入乳房，继发感染而成。其致病菌多为金黄色葡萄球菌，其次为白色葡萄球菌和大肠杆菌。

（2）中医病因病机

乳汁郁积：乳汁郁积是最常见的原因。初产妇乳头破碎，或乳头畸形、凹陷，影响充分哺乳；或哺乳方法不当，或乳汁多而少饮，或断乳不当，均可导致乳汁郁积，乳络阻塞结块，郁久化热酿脓而成痈肿。

肝郁胃热：情志不畅，肝气郁结，厥阴之气失于疏泄；产后饮食不节，脾胃运化失司，阳明胃热壅滞，均可使乳络闭阻不畅，郁而化热，形成乳痈。

感受外邪：产妇体虚汗出受风，或露胸哺乳外感风邪；或乳儿含乳而睡，口中热毒之气侵入乳孔，均可使乳络郁滞不通，化热成痈。

53.1.3　临床表现

临床表现主要有乳房胀痛、畏寒、发热，局部红、肿、热、痛，触及硬块，白细胞升高。

53.1.4　临床诊断

（1）西医诊断

哺乳期，有乳汁淤积情况，继而乳房胀痛，畏寒发热，局部红、肿、热痛，触及硬块或波动感，同侧腋淋巴结肿大。白细胞总数和中性粒细胞明显升高。超声波检查有液平段，穿刺抽出脓液。

（2）中医诊断

有上述临床表现。乳汁郁积结块，皮色不变或微红，肿胀疼痛；伴有恶寒发热，周身酸楚，口渴，便秘；苔薄，脉数为气滞热壅证；乳房肿痛，皮肤焮红灼热，肿块变软，有应指感。或切开排脓后引流不畅，红肿热痛不消，有“传囊”现象；壮热；舌红，苔黄腻，脉洪数为热毒炽盛证；溃脓后乳房肿痛虽轻，但疮口脓水不断，脓汁清稀，愈合缓慢或形成乳漏；全身乏力，面色少华，或低热不退，饮食减少；舌淡，苔薄，脉弱无力为正虚毒恋证。

53.2 脐疗技术在急性胰腺炎中的临床应用

技术一

取穴 神阙穴。
用药 鲜蒲公英、鲜野菊花各适量。
药物制备 将上药共捣烂。
操作规程 以上药糊敷脐部，外盖纱布，胶布固定。
主治 急性胰腺炎。

54 乳腺增生病

54.1 概述

54.1.1 概念

乳癖是乳腺组织的既非炎症也非肿瘤的良性增生性疾病。

54.1.2 病因病理

（1）西医病因病理

乳腺增生病的病因尚不十分明了。目前多认为与内分泌失调及精神因素有关。黄体素分泌减少，雌激素相对增多，本病的重要原因。主要为乳腺间质的良性增生，增生可发生于腺管周围并伴有大小不等的囊肿形成；也可发生在腺管内而表现为上皮的乳头样增生，伴乳管囊性扩张。

（2）中医病因病机

由于情志不遂，忧郁不解，久郁伤肝，或受到精神刺激，急躁恼怒，可导致肝气郁结，气机阻滞，蕴结于乳房胃络，乳络经脉阻塞不通，不通则痛而引起乳房疼痛；肝气郁久化热，热灼津液为痰，气滞痰凝血瘀即可形成乳房肿块。因冲任失调，使气血瘀滞，或阳虚痰湿内结，经脉阻塞而致乳房结块、疼痛、月经不调。

54.1.3 临床表现

乳房疼痛以胀痛为主，可有刺痛或牵拉痛。疼痛常在月经前加剧，经后疼痛减轻，或疼痛随情绪波动而变化，痛甚者不可触碰，行走或活动时也有乳痛。乳痛主要以乳房肿块处为甚，常涉及胸胁部或肩背部。有些患者还可伴有乳头疼痛和作痒，乳痛重者影响工作或生活。

54.1.4 临床诊断

（1）西医诊断

发病年龄多在25～45岁。城市妇女的发病率高于农村妇女。社会经济地位高或受教育程度高、月经初潮年龄早、低经产状况、初次怀孕年龄大、未授乳和绝经迟的妇女为本病的高发人群。有上述临床表现。乳房钼靶X线摄片、超声波检查及红外线热图像有助于诊断和鉴别诊断。

（2）中医诊断

有上述临床表现。多见于青壮年妇女，乳房肿块随喜怒消长；伴有胸闷胁胀，善郁易怒，失眠多梦，心烦口苦；苔薄黄，脉弦滑为肝郁痰凝证；多见于中年妇女，乳房肿块月经前加重，经后缓减；伴有腰酸乏力，神疲倦怠，月经失调，量少色淡，或闭经；舌淡，苔白，脉沉细为冲任失调证。

54.2 脐疗技术在乳腺增生病中的临床应用

技术一

取穴 神阙穴。

用药 蒲公英、木香、当归、白芷、薄荷、栀子各30g，地丁、瓜蒌、黄芪、郁金各18g、麝香4g。

药物制备 将上药共研细末备用。

操作规程 用药前，用酒精清洗脐部，干后将上药末0.4g撒于脐部，用干棉球轻按片刻，用胶布贴紧，每3日换药1次，8次为1个疗程，一般治疗3个疗程。

主治 乳腺增生病。

技术二

取穴 神阙穴。

用药 夏枯草、柴胡、白芷、南星、穿山甲、皂角刺各1g，竹沥水适量。

药物制备 将前6味药共研细末备用。

操作规程 竹沥水调药末后敷于脐部，胶布固定，每2~3日换药1次。

主治 乳腺增生病。

技术三

取穴 神阙穴。

用药 仙茅、仙灵脾、鹿角霜、巴戟天、青皮、全蝎、炒灵芝各3g，活地龙适量。

药物制备 将前7味药共研细末，地龙捣烂与药末混匀备用。

操作规程 将制好的药糊敷脐部，胶布固定，每日1次，热水袋热敷15~30分钟。

主治 乳腺增生病。

55 胆囊炎、胆石症

55.1 概述

55.1.1 概念

胆囊炎是细菌性感染或化学性刺激（胆汁成分改变）引起的胆囊炎性病变，为胆囊的常见病。在腹部外科中其发病率仅次于阑尾炎，本病多见于35~55岁的中年人，女性发病较男性为多，尤多见于肥胖且多次妊娠的妇女。

55.1.2 病因病理

（1）西医病因病理

免疫力低下造成胆道感染，情绪失调，饮食不当，肠道寄生虫病可引起胆囊炎。胆囊炎多由细菌感染引起。胆石梗阻胆道，胆汁瘀积浓缩，成分改变，刺激胆黏膜，引起炎变。或胰液反流进入胆道，被胆汁激活的胰消化酶侵蚀胆壁，引起急性胆囊炎。各种细菌（大肠杆菌等）感染，病原菌自血流进入胆囊或蛔虫携带肠内细菌钻入胆道，均可引起胆囊炎。

（2）中医病因病机

七情所伤，气滞血瘀，饮食不节，细菌感染，湿热熏蒸，蛔虫入胆道等均可导致。

55.1.3 临床表现

本病主要表现为右上腹持续性疼痛、阵发性加剧，可向右肩背放射；常伴发热、恶心呕吐，但寒战少见，黄疸轻。腹部检查发现右上腹饱满，胆囊区腹肌紧张、明显压痛、反跳痛。

55.1.4 临床诊断

（1）西医诊断

发病急骤，右上腹疼痛，恶心，呕吐，可有高热或寒战。急性病容，可见黄疸，右上腹明显压痛，腹肌紧张，莫菲征阳性，或可触及肿大的胆囊。血白细胞数和中性粒细胞比例增高，核左移或见中毒颗粒。B超是诊断的主要依据，可显示胆囊肿大程度、积液、积脓、胆囊周围渗出性改变。

（2）中医诊断

胁肋痛或绞痛时牵掣背部疼痛，口苦咽干，心烦易怒，脘腹胀满，食欲不振，或呃逆嗳气，舌暗红苔薄白，脉弦为肝郁气滞；胁肋及脘腹灼热疼痛，痛连肩背，口苦咽干，恶心，便干，或有黄疸，舌红苔黄干，脉弦滑或弦为胆火炽盛；胁肋胀闷疼痛，背部酸沉疼痛，口苦而黏，泛恶欲呕，厌油腻，周身困倦，大便不畅或便溏，目黄身黄，尿黄，舌红胖，苔黄腻，脉弦滑数为湿热内蕴。

55.2 脐疗优势治疗技术的临床应用

技术一

取穴 神阙穴。

用药 艾条。

操作规程 患者侧卧于床上，点燃艾条后距离神阙穴 1～2 寸，不断旋转，使病人有温热感以能耐受为度，每次灸 15 分钟。

主治 用于胆囊炎、胆石症所致的急性腹痛。

56 疝气

56.1 概述

56.1.1 概念

疝气即人体组织或器官一部分离开了原来的部位，通过人体间隙、缺损或薄弱部位进入另一部位。

56.1.2 病因病理

（1）西医病因病理

疝气的形成和患者的体质有着很大的关系，多是由于咳嗽、喷嚏、用力过度、腹部过肥、用力排便、妇女妊娠、小儿过度啼哭、老年腹壁强度退行性变等原因，腹腔内产生负压，导致腹腔内气压增大，迫使腹腔内的游离脏器如小肠、盲肠、大网膜、膀胱、卵巢、输卵管等脏器见孔就钻，原来的部位，通过人体正常的或不正常的薄弱点或缺损、孔隙进入另一部位。

（2）中医病因病机

肝气郁滞忧思、愤怒、情志不舒、气机不畅、气窜于少腹而发病。寒湿内停久坐寒湿之地，或雨淋受寒；致使寒湿之邪侵袭肝经，而发病。中气下陷强力举重，房劳过度、伤于正气，致使气虚下陷患于少腹，或小儿先天禀赋不足：或老年人肝肾亏虚、筋脉松弛或因脾胃虚弱、中气下陷、升提失职而发病。

56.1.3 临床表现

小儿疝气通常在小儿哭闹、剧烈运动、大便干结时，在腹股沟处会有一突起块状肿物，有时会延伸至阴囊或阴唇部位；在平躺或用手按压时会自行消失。成人疝气主要表现在腹股沟区，可以看到或摸到肿块。站立、用力、咳嗽时出现，平卧时可消失。肿块突出时，用于向上轻轻推挤有轻微阻力感随即很快消失。有时同时听到咕噜声。此外，肿块突出时病人有下坠感，伴有胀痛或牵扯性腹痛。由于腹股沟部与泌尿生殖系统相邻，成人疝气患者则易导致性功能障碍。

56.1.4 临床诊断

（1）西医诊断

疝气检查应该到普外科，做B超就可以确诊。对无并发症的脐疝患者，检查专案以检查框限心电图、肝功能检查为主。对并发有肺部腹部其他疾病而诊断未明者，检查专案可包括检查框限心电图、肝功能检查和血肌酐、血尿素氮（BUN）、胃肠道疾病的超声检查。

（2）中医诊断

除有可复性肿物外，亦可伴有食少纳呆，心烦自汗，四肢困乏，脉微或涩为气虚下陷；除有可复性肿物外，但感阴囊发凉，少腹胀痛，苔白腻，脉弦紧为寒湿内盛；少腹或阴囊肿胀偏痛，缓急无时，可因愤怒、号哭、劳累过度而发作，舌质淡，苔薄，脉弦为肝郁气滞。

56.2 脐疗技术在疝气中的临床应用

技术一

取穴 神阙穴。

用药 酢浆草、天胡荽各16g。

药物制备 将上药加热饭16g，共捣烂包裹。

操作规程 取药包敷于患者脐部，胶布固定。每日换药2次。

主治 用于疝气。

技术二

取穴 神阙穴。

用药 小茴香（盐炒）适量，青木香、广木香、吴茱萸各30g。

药物制备 前4味药烘干为细末，和大葱共捣烂如泥纱布包裹。

操作规程 取药包敷于患者脐部，外加热敷。1次30～60分钟。

主治 用于疝气。

技术三

取穴 神阙穴。

用药 川楝子、吴茱萸、小茴香、乌药、木香、香附、青皮、槟榔、黄芪、升麻各等份，面粉适量。

药物制备 将上药混合共研细末，过筛。加入适量面粉与适量温开水，调成膏备用。

操作规程　取药膏大如枣共3块，分贴于气海穴、中极穴、神阙穴，盖以纱布，胶布固定，每日1次。

主治　用于疝气肝郁气滞型。

57 皮肤瘙痒症

57.1 概述

57.1.1 概念

皮肤瘙痒症是一种仅有皮肤瘙痒而无原发皮损的皮肤病。

57.1.2 病因病理

（1）西医病因病理

皮肤瘙痒症的病因尚不明了，多认为与某些疾病有关，如糖尿病、肝病、肾病等；同时还与一些外界因素刺激有关，如寒冷、温热、化纤织物等。

（2）中医病因病机

本病多因风邪外袭，或因血热内扰，或血虚失养等所致。

57.1.3 临床表现

皮肤瘙痒常为皮肤疾病的主要症状，有时可并有出疹、抓痕、血痂、苔藓样变及色素沉着。

57.1.4 临床诊断

（1）西医诊断

皮肤瘙痒为突出表现，全身可无明显不适者，多为皮肤科疾病。因食物、药物、虫毒或其他物质过敏、侵袭或中毒所致出疹，如漆疮、药毒、粉花疮、食鱼蟹中毒、野屎风、水毒、沙虱病、恶虫叮咬等，一般可通过病史询问而明确诊断，且多伴有瘙痒、风团、水肿等症。皮肤专科检查，免疫生化实验检查，如过敏实验、致敏实验等，可以有助于明确诊断。血常规、尿常规可做必备检查。

（2）中医诊断

风寒外袭证：瘙痒多发于暴露部位，天气寒冷或气温急骤变化时可诱发或加重，或夜间解衣卧床时亦甚，皮肤干燥，恶寒、微发热，舌质淡白，苔薄白，脉浮紧。疏风散寒、调和营卫。

风热郁滞肌肤证：瘙痒好发于夏秋季节，气温干燥时可诱发或加重，或夜间卧床时加重，身热，微恶风寒，口渴，出汗，大便干结，小便色黄，舌质红，苔薄黄或干，脉浮数。疏风清热、调和营卫。

湿毒蕴结肌肤证：瘙痒好发于肛门周围、阴囊及女阴部位，痒时难以控制，引起过度搔抓，抓后局部可有抓痕、红肿，日久则肥厚、苔藓化，汗出，摩擦及食物刺激等可诱发或加重，妇人可伴有带下腥臭，口苦口臭，舌质红，苔黄腻，脉滑数。清热除湿止痒。

血热风盛证：周身瘙痒剧烈，肌肤灼热，抓破出血，遇热痒剧，得凉则安，身热心烦，口燥咽干，多见于青壮年，春夏好发，舌质红苔黄干，脉数。清热凉血、消风止痒。

血虚风燥证：多见于年老羸弱者，皮肤瘙痒，发无定处，夜间尤甚，难以入眠，周身皮肤干燥脱屑，抓痕累累，经久不愈，冬重夏轻，伴倦怠无力，大便艰涩，面色无华，舌质淡，苔薄，脉细无力。养血润燥、祛风止痒。

肝郁血虚证：皮肤瘙痒多因情绪激动时产生，精神抑郁，面容憔悴，叹息，心烦，口苦，妇女月经失调或闭经，唇甲色淡，舌质淡或暗，苔薄，脉细涩。疏肝解郁、养血祛风。

57.2　脐疗技术在皮肤瘙痒症中的临床应用

技术一

取穴　神阙穴。

用药　当归就、生地、防风、蝉蜕、知母、苦参、胡麻仁、荆芥、苍术、牛蒡子、石膏各3g。

药物制备　上药共研细末，酒调成糊。

操作规程　1次15g敷于脐部。

主治　用于血热风盛型皮肤瘙痒症。

技术二

取穴　神阙穴。

用药　红花、桃仁、杏仁、生栀子、荆芥、地肤子各等份。

药物制备　上药共研细末，用蜂蜜调成小饼。

操作规程　将药饼敷患者脐部，盖以纱布，胶布固定，每日换药1次。

主治　用于血虚风燥型皮肤瘙痒症。

58 荨麻疹

58.1 概述

58.1.1 概念

荨麻疹是一种常见的皮肤病。系多种不同原因所致的一种皮肤黏膜血管反应性疾病。表现为时隐时现的、边缘清楚的、红色或白色的瘙痒性风团，中医称“瘾疹”，俗称“风疹块”。

58.1.2 病因病理

(1) 西医病因病理

过敏、自身免疫、药物、饮食、吸入物、感染、物理刺激、昆虫叮咬等原因引起肥大细胞依赖性和非肥大细胞依赖性导致的炎症介质（组胺、5-羟色胺、激肽及慢反应性物质等）的释放，造成血管扩张、血管通透性增加、炎症细胞浸润。

(2) 中医病因病机

“无风不作痒”，根据本病奇痒难忍的特点，中医认为风邪为本病的主要病因。

58.1.3 临床表现

皮疹为发作性的皮肤黏膜潮红或风团，风团形状不一、大小不等，颜色苍白或鲜红，时起时消，单个风团常持续不超过 24 ~ 36 小时，消退后不留痕迹。自觉瘙痒剧烈，少数伴发热、关节肿痛、头痛、恶心、呕吐、腹痛、腹泻、胸闷、气憋、呼吸困难、心悸等全身症状。

58.1.4 临床诊断

(1) 西医诊断

急性荨麻疹：发病急骤，经治疗或脱离诱因多于数日内痊愈。详细询问病史后，多数患者能找到病因，如食物、药物等。病程小于 6 周。

慢性荨麻疹：病程大于等于 6 周，风团反复发作。80% ~ 90% 以上的病人找不到病因，治疗较困难。皮肤划痕症：又称人工荨麻疹，往往先有皮肤瘙痒或灼热，搔抓或轻划后局部皮肤出现线状风团，即皮肤划痕征阳性。

（2）中医诊断

风寒型：风团色白或淡红，稍沾冷水则可诱发，瘙痒异常，遇冷当风则加剧，遇热可减轻，口不渴，可伴有发热恶寒。舌淡苔股白，脉浮缓。

风热型：风团色红，连接成片，暴痒难忍，可有针刺样灼热感，遇热稍减，伴自汗口渴，甚则发热烦躁。舌红苔黄，脉浮数。

气虚型：风团如豆瓣大，成片，疹色与肤色一致，伴倦怠乏力，动则汗出。舌淡胖，脉弱。

血虚型：风团形似豆瓣，边缘红晕色淡，皮肤干燥，伴面色无华，头晕失眠。舌淡苔薄，脉细。

湿热型：风团鲜红或中央色白、边缘鲜红，搔抓之后，皮肤迅即潮红水肿，局部或全身瘙痒及热感，伴恶心呕吐，头晕。舌淡苔白或黄腻，脉滑数。

血瘀型：大片风团遍布全身，色红，时起时消，历久不愈，瘙痒难忍，烦躁，便秘。苔薄黄，脉弦细。

58.2 脐疗技术在荨麻疹中的临床应用

技术一

取穴 神阙穴。

用药 苦参30g，防风15g，氯苯那敏30g。

药物制备 将上药各自研为细末，备用。

操作规程 各取10g混合均匀，敷脐窝，以纱布覆盖，胶布固定，每天1次，10天为1个疗程，连续至病愈为止。

主治 用于荨麻疹。

技术二

取穴 神阙穴。

用药 防风、蝉衣、苍术、苦参、栀子各10g。

药物制备 将上药共研为细末，备用。

操作规程 取适量温开水调敷脐部，外用胶布固定，3～5天1次。或将上药加冰片3g做成药物兜肚。

主治 用于风热蕴积型荨麻疹。

技术三

取穴 神阙穴。

用药 荆芥、防风、茵陈、大黄、山楂各10g，芒硝6g。

药物制备 将上药各自研为细末，备用。

操作规程 水调粉末6g敷于脐部，外用胶布固定，2~3天换药1次。

主治 用于肠胃湿热型荨麻疹。

技术四

取穴 神阙穴。

用药 乌梅10个，氯苯那敏30g，甘草末15g，陈醋适量。

药物制备 先将乌梅去核，研为细末，次将氯苯那和甘草末混合研为细末，再与乌梅末拌和调匀备用，用时取药调入米醋制成膏备用。

操作规程 取上备用膏贴于患者脐孔上，外用纱布覆盖，胶布固定，每天换药1~2次，10天为1个疗程，连续贴药至病愈为止。

主治 用于瘾疹，全身皮肤发风疹块，疹色红晕，局部皮肤瘙痒，遇风寒则发疹，反复发作，经年不断。

59 疥疮

59.1 概述

59.1.1 概念

疥疮是由于疥虫（或称疥螨）感染皮肤引起的皮肤病。疥虫寄生于皮肤中，挖掘“隧道”中产生机械刺激，及其分泌物和排泄物引起过敏反应，导致感染者皮肤剧烈刺痒，夜间尤甚（因疥虫在晚间活动力较强）。

59.1.2 病因病理

（1）西医病因病理

疥疮主要传播途径分别为：直接接触，如与患者同床共被、握手、抱过患病的小孩等，尤其身体的密切接触，更易被传染；间接接触，如接触了被疥虫污染的衣服、毛巾、鞋袜、被褥、浴巾等。疥疮传播速度快且传染性很强，一般疥虫离开人体能存活 2～3 天。

（2）中医病因病机

本病多因湿热内蕴，虫毒侵袭，郁于皮肤所致。

59.1.3 临床表现

临床表现为皮肤瘙痒、红色小丘疹、丘疱疹、小水疱、结节和结痂。

59.1.4 临床诊断

（1）西医诊断

疥疮发病部位多见于皮肤皱折处及薄嫩部位（如指缝、腕部、肘窝、腋窝、乳房下、脐周、下腹部、外生殖器和股内侧等部位），但成年人头面部和掌跖部不易受累，而婴幼儿任何部位均可受累，尤其是阴部及腋下。主要表现是瘙痒、红色小丘疹、丘疱疹、小水疱、结节和结痂。

（2）中医诊断

干疥：皮肤上出现针头至米粒大小的水疱，常为皮色或淡红色，疱液少，壁稍厚，可结痂而干枯。

湿疥：局部奇痒难忍，抓破后可流黄水，瘢痕累累，舌质红苔黄腻，脉滑。

浓疥：抓破后若污染湿热毒邪，可生脓疱。

59.2 脐疗技术在疥疮中的临床应用

技术一

取穴 神阙穴。

用药 核桃仁30g，大枫子仁15g，水银9g。

药物制备 共捣极烂。

操作规程 先用此药3～6g，放在手心中擦匀，将左手心在肚脐上顺着摩擦，至手心发热即止，再用此药3～6g，放右手心中擦匀，在脐部照前摩擦，擦至肚腹发热即止，每日1次，疮上不擦，轻者2日即愈，至重3日断根。

主治 疥疮。

60　面部雀斑

60.1　概述

60.1.1　概念

面部雀斑，是发生于面部的黑褐色小斑点，通常在5岁左右出现皮损，青春期前后常加重。表现为浅褐或深褐色点状色素沉着斑，圆形、卵圆形或不规则形，边界清楚，直径一般在2mm左右，表面光滑，孤立而不融合，分布疏密不一。无任何自觉症状。

60.1.2　病因病理

（1）西医病因病理

人类的皮肤基底层里都散布着一定的黑色素细胞，黑色素细胞不断地产黑色素，黑色素起着抵御宇宙中各种射线（主要是紫外线）对人体的伤害。由于皮肤中所含黑色素的多少不同，就有了黑种人、黄种人、白种人之分。雀斑的斑点是因基因遗传而变异了的黑色素细胞形成的。

（2）中医病因病机

本病多因先天禀赋不足，肾虚水亏，不能荣华于面，水亏虚火上炎，郁滞于孙络，凝结皮肤所致。若被日光暴晒，热毒侵肤，故皮损色加深。

60.1.3　临床表现

表现为浅褐或深褐色点状色素沉着斑，圆形、卵圆形或不规则形，边界清楚，直径一般在2mm左右，表面光滑，孤立而不融合，分布疏密不一。无任何自觉症状。本病是常染色体显性遗传性疾病，且与日晒关系明显，其色素斑点的数目、大小、颜色取决于吸收日光的量及个体对日光的耐受性，夏季雀斑的数目多、形体大，为深褐色，冬季则减轻。

60.1.4　临床诊断

（1）西医诊断

根据以上临床表现进行诊断。

（2）中医诊断

五志化火：风邪外袭，火郁脉络，发为本病。

肾水亏损：肾亏不能上荣于面，火滞郁结为斑。

60.2 脐疗技术在面部雀斑中的临床应用

技术一

取穴 神阙穴。

用药 生地、萸肉、枸杞子、丹皮、黄柏、旱莲草、醋制龟板各等份。

药物制备 将上药共研细末。

操作规程 每次8g，醋调敷于脐部，外用胶布固定，3～5天换药1次。

主治 用于面部黄褐斑，伴头晕，腰膝酸软，手足心热。

技术二

取穴 神阙穴。

用药 柴胡、当归、白芍、白芷、栀子等份，冰片少许。

药物制备 将上药共研细末。

操作规程 每次10g，醋调敷于脐部，外用胶布固定，2～3天1次。

主治 用于面部色斑。

61 口臭

61.1 概述

61.1.1 概念

所谓口臭（也有称“口气”的），就是人口中散发出来的令别人厌烦、使自己尴尬的难闻的口气。

61.1.2 病因病理

（1）西医病因病理

不注意口腔卫生：不刷牙，不漱口，或刷牙马马虎虎的人，口内食物残渣长期积存，在细菌的作用下发酵腐败分解，产生吲哚硫氢基及胺类等物质，发出一种腐烂的恶臭。

口腔疾病：龋坏的牙齿中的腐物，牙周疾病使牙龈经常处于炎症状态，脓肿出血，溃烂流脓，也易产生一种腐败的恶臭气味。

身体其他疾病：有些口臭是由于身体其他部位的疾病引起，如消化不良、化脓性支气管炎、肺脓肿等，都会经呼吸道排出臭味，表现为口臭，此外，邻近器官的疾病，如鼻咽部及鼻腔疾病，如化脓性上颌窦炎、萎缩性鼻炎等，也可导致口臭。

（2）中医病因病机

胸腹不畅，浊气上逆，胃阴耗伤，虚热内生，胃阴受损，津液不足，虚火上蒸；肺阴受损则气逆上冲；精气血受损则虚火郁热内结，阴虚津亏胃肠肝胆虚火郁热上蒸，肝火犯胃，火气上炎，脾虚气滞，寒热互结，升降失司所而致口臭。

61.1.3 临床表现

除口臭这一明显标志之外，还会根据患者的个体差异，分别出现以下单个症状或者以下多个症状表现：舌苔厚腻，口干，口苦，气短，胸闷，肠胃不适，腹胀，尿频，便秘，便溏，腰膝酸软，肢体麻痛，容易上火（女性则经期易上火），手脚心易出汗，身体常发热，易于疲劳，易感冒，烦躁，失眠，精神不振，头昏，头发干枯，耳鸣等症状。

61.1.4 临床诊断

（1）西医诊断

请五官科医生检查是否有口腔、鼻腔疾病。入内科检查消化道，呼吸道相关疾病；以及糖尿病、肿瘤等全身性疾病。

（2）中医诊断

胃火口臭：多由火热之邪犯胃所致，其症见除口臭外，每兼面赤身热，口渴饮冷，或口舌生疮，或牙龈肿痛，流脓出血等。

食积口臭：多由过饱伤胃，缩食停滞胃中引起，其症见口出酸腐臭味，脘腹胀痛，不思饮食，嗳气口臭等。

热痰口臭：多由热痰犯肺或热痰郁久化脓化腐引起，其症见除口臭外，每兼咳吐痰浊或脓血，胸痛短气等。

虚热口臭：多由阴虚生内热所致，口臭而兼见鼻干，干咳，大便干结，为肺阴虚弱之候，当清润肺脏；口臭而兼见心烦不安，失眠多梦，肌肉跳动，爪甲不华，为肝之阴血亏损，口臭而兼见腰腿酸软，多梦遗精，口干咽燥，夜间尤甚，为肾阴虚损，相火妄动之证。

61.2 脐疗技术在口臭中的临床应用

技术一

取穴 神阙穴。

用药 薄荷脑适量。

药物制备 研为细末。

操作规程 脐部洗净，常规消毒，薄荷脑细末纳入神阙穴，外用胶布固定，次日，口腔有滑凉爽适的感觉。3～6天换药1次，连用2～3次。

主治 用于各型口臭。

技术二

取穴 神阙穴。

用药 细辛6g，生南星、斑蝥各1g。

药物制备 共研为细末。

操作规程 上药分为5次用，以米醋调成糊状，敷于脐部，每天1次，4～5天为1个疗程。

主治 用于各型口臭。

62 口疮

62.1 概述

62.1.1 概念

复发性口疮是口腔黏膜疾病中发病率最高的一种疾病，普通感冒、消化不良、精神紧张，郁闷不乐等情况均能偶然发生，好发于唇、颊，舌缘等，在黏膜的任何部位均能出现，但在角化完全的附着龈，硬腭则少见。年龄不拘，发病年龄估计在10～20岁，女性较多。一年四季均能发生，溃疡有自限性，能在10天左右自愈。

62.1.2 病因病理

（1）西医病因病理

复发性口腔溃疡首先与免疫有着很密切的关系，有的患者表现为免疫缺陷，有的患者则表现为自身免疫反应，也就是由于各种因素，使人体正常的免疫系统，对自身组织抗原，产生免疫反映，而引起组织的破坏而发病。复发性口腔溃疡的发作，常常还与一些疾病或症状有关，比如消化系统疾病胃溃疡、十二指肠溃疡、慢性或迁延性肝炎、结肠炎等，另外贫血、偏食、消化不良、腹泻、发热、睡眠不足、过度疲劳、精神紧张、工作压力大、月经周期的改变等，随着一种或多种因素的活跃、交替、重叠就出现机体免疫力下降，免疫功能紊乱，也就造成了复发性口腔溃疡的频繁发作。

（2）中医病因病机

外因以热毒为主；内因多为情志内伤，饮食不节，房室劳倦所致。

62.1.3 临床表现

轻型口疮：好发于口腔黏膜角化差的部位，溃疡呈圆形或椭圆形，大小，数目不等，散在分布，边缘整齐，周围有红晕，感疼痛，有自限性及复发史，愈后不留瘢痕。

疱疹样口疮：溃疡小且数目可多达20个以上，分布较广泛，无成簇及融合现象，患者有疼痛及伴有头痛、低热等全身症状，愈后不留瘢痕。

腺周口疮：好发于唇内侧及口角区黏膜，溃疡多单个发生，且大而深，呈“弹坑”状，边缘隆起，底不平微硬，病程长，愈后可留下瘢痕。

62.1.4 临床诊断

(1) 西医诊断

单纯性口腔溃疡，口腔视诊即可；如口腔溃疡病程长或为其他疾病的伴随症状，则还应检查原发疾病。

(2) 中医诊断

心火型：溃疡以舌为主，疼痛，心烦不寐，尿短赤，舌尖红，脉滑数。

胃炎型：口唇生疮，烦渴欲饮，多食善饥，口臭嘈杂，便秘，尿赤，舌红苔黄厚，脉实或洪。

虚火型：面颊潮红，口干低热，夜寐不宁，五心烦热，腰膝酸软，舌红，脉细数。

浮火型：口疮反复发作，连绵不绝，面黄肌冷，肚腹做痛，气倦懒言，舌质淡，脉沉。

62.2 脐疗技术在口疮中的临床应用

技术一

取穴 神阙穴。
用药 细辛。
药物制备 烘干，研为细末，用甘油或陈醋调成膏。
操作规程 敷神阙穴，外用胶布固定。
主治 用于口疮。

技术二

取穴 神阙穴。
用药 黄芩、黄连、黄柏、栀子、干姜、细辛各等份。
药物制备 烘干，研为细末，用陈醋调成膏。
操作规程 敷神阙穴，外用胶布固定。
主治 用于口疮。

技术三

取穴 神阙穴。

用药 艾绒、丁香、吴茱萸、附子、细辛各适量。

药物制备 将上药做成艾条。

操作规程 点燃对准脐部熏烤，直到病人感觉温热舒适，即将艾条燃端固定在一定高度，连续烤灸 5～10 分钟至局部发红为止。

主治 用于口疮。

63 遗精

63.1 概述

63.1.1 概念

遗精是指不因性交而精液自行泄出的病症，有生理性与病理性的不同。中医将精液自遗现象称遗精或失精。有梦而遗者名为梦遗，无梦而遗，甚至清醒时精液自行滑出者为滑精。

63.1.2 病因病理

（1）西医病因病理

遗精是指在无性交情况下发生射精现象，据统计80%的男性都有这种现象，这种现象大部分夜间睡眠中发生，一般遗精的频度可以从1～2周一次到4～5周一次不等，均属正常，若1周内有几次或一夜几次遗精，就属于一种病理现象，引起遗精主要是皮质中枢、脊髓中枢的功能紊乱以及因生殖系统某些疾病所致，现分述如下：

精神因素：由于性的要求过分强烈不能克制，特别是在睡眠前思淫引起性兴奋，长时间使性活动中枢神经受到刺激而造成遗精（如经常读淫书、淫画，导致冲动发生遗精）。

体质虚弱，各脏器的功能不够健全，如大脑皮质功能不全，失去对低级性中枢的控制，而勃起中枢和射精中枢的兴奋性增强，也会发生遗精。

局部病变：性器官或泌尿尿统的局部病变，如包茎、包皮过长、尿道炎、前列腺炎等，这些病变可以刺激性器官而发生遗精。

（2）中医病因病机

病因为劳心太过，病机重点为肾失封藏，精关不固。

63.1.3 临床表现

已婚男子不因性生活而排泄精液，每周一次以上；或未婚成年男子频繁发生精液遗泄，每周多于两次，并伴有其他不适者。常见伴随症状有：头昏，耳鸣，健忘，心悸，失眠，腰酸，精神委靡等。

63.1.4 临床诊断

（1）西医诊断

遗精一证在西医学中常可伴见于多种器质性疾病中。为查明病因，体格检查有无包茎、包皮过长、包皮垢刺激。直肠指诊、前列腺B超。前列腺液常规检查有助于前列腺炎诊断。精液抗原检查可帮助发现精囊炎。

（2）中医诊断

男子梦中遗精，每周超过2次以上；或清醒时，不因性生活而排泄精液者。常伴有头昏、精神委靡、腰腿酸软、失眠等证。本病常有恣情纵欲，情志内伤，久嗜醇酒厚味等病史。思虑劳倦，伤及心脾，肾虚不藏，无梦精滑者为虚；君相火旺，心虚肝郁，为虚中实证；湿热、痰火扰动者为实。总之新病梦遗有虚有实，久病精滑虚多实少，唯湿热郁滞多为实证。

63.2 脐疗技术在遗精中的临床应用

技术一

取穴 神阙穴。

用药 当归、白芍、川芎、生地、麦冬、知母、黄柏、黄连、栀子、炮姜、山萸、煅牡蛎各等份。

药物制备 上药烘干，共研细末，过筛，备用。

操作规程 取药粉适量，开水调成膏，纱布包裹，敷神阙穴，外用胶布固定。

主治 用于阴虚火旺型遗精。

技术二

取穴 神阙穴。

用药 葱子、韭菜子、肉桂、附子、丝瓜子各10g，地龙4g，麝香0.3g。

药物制备 上药烘干，共研细末，过筛，备用。

操作规程 取药粉适量，开水调成膏，纱布包裹，敷神阙穴，外用胶布固定，每日1次，一般5~10次可见效。

主治 用于肾气不固型遗精。

技术三

取穴 神阙穴。

用药 五倍子30g，煅龙骨、煅牡蛎各9g，远志9g，桂枝、木通各6g。

药物制备 将上药混合共研细末，用食醋调和成泥团状，备用。

操作规程 临睡前取药团适量，搓成药饼，敷于患者脐中，按紧，盖以纱布，胶布固定，每天换药1次，5天为1个疗程，连续3～5个疗程。

主治 用于阴虚火旺型遗精。

技术四

取穴 神阙穴。

用药 紫花地丁60g。

药物制备 将上药捣烂如膏状，备用。

操作规程 取药膏适量，贴敷于患者脐部，盖以纱布，胶布固定，每天换药1次，病愈方可停药。

主治 用于湿热内蕴型遗精。

技术五

取穴 神阙穴。

用药 黄芪、党参、当归各15g，甘草、苍术、五味子、远志、白芷、红花、紫梢花、肉桂各10g、附子6g、鹿角胶32g，乳香、丁香各6g，元寸1g，芙蓉膏6g，麻油1000g，黄丹适量。

药物制备 先将前13味药浸入麻油中半天，移入锅内，文武火煎熬，滤出油，将油继续熬至滴水成珠，加黄丹收膏，加鹿角胶、乳香、丁香、元寸、芙蓉膏搅匀，瓶装备用。

操作规程 取药膏适量，分搓成两个药饼，分贴于患者脐上及丹田，每日换药1次。

主治 用于心脾两虚旺型遗精。

技术六

取穴 神阙穴。

用药 海螵蛸、龙骨、文蛤各40g，金樱子20g。

药物制备 先将金樱子在砂锅中焙炒，但不能过焦，以能为末为度，再将其他药物混合共研细末，备用。

操作规程 取药粉月10g，与患者精液或唾液调成糊状，涂在纱布上，速贴脐上用胶布固定。

主治 用于肾气不固型遗精。

64 早泄

64.1 概述

64.1.1 概念

早泄是指阴茎插入阴道后，在女性尚未达到性高潮，而男性的性交时间短于2分钟，提早射精而出现的性交不和谐障碍，一般男性30%均有此情况。

64.1.2 病因病理

（1）西医病因病理

早泄的原因多种多样，但可以归纳成两类：由于精神因素造成（心因性）和器质性疾病。

（2）中医病因病机

早泄的发生，中医认为与心、肝、脾、肾关系密切，其病机大致有：阴虚火旺、肾气不固、心脾两虚、肝经湿热。

64.1.3 临床表现

早泄的临床表现主要是射精过快。男性早泄是指早泄是指插入后，在女士尚未达到性高潮，而男性的时间短于2分钟，提早射精而出现的不和谐障碍，一般男性30%均有此情况。一般以为，早泄是指男子在勃起之后，未进入之前，或正当纳入以及刚刚进入而尚未抽动时便已射精，也自然随之疲软并进入不应期的现象。临床上对勃起未进入即射精，诊断为早泄。男性初期早泄症状主要是精神抑郁、头晕、神疲乏力，在接触或刚接触女方外阴，或时间短暂，尚未进入高潮即射精，还伴有长期精神不振，夜寐不安，精薄清冷等情况。

64.1.4 临床诊断

西医诊断：夫妇同房时间极短及同房前即泄精可确诊为早泄。

中医诊断：

阴虚火旺：阳事易举，举而不坚，临房早泄，头晕目眩，心悸耳鸣，口燥咽干，舌质红，脉细数。

阴阳两虚：畏寒肢冷，腰膝酸软，阳痿精薄，舌淡。

64.2 脐疗技术在早泄中的临床应用

技术一

取穴 神阙穴。

用药 胡椒、枯矾、黄丹各3g，丁香1.5g，理中膏。

药物制备 前4味药共研细末。

操作规程 药粉填脐，外盖理中膏。

主治 用于房劳早泄。

65 阳痿

65.1 概述

65.1.1 概念

阳痿是指男性在性生活时，阴茎不能勃起或勃起不坚或坚而不久，不能完成正常性生活，或阴茎根本无法插入阴道进行性交，阳痿又称“阳事不举”等，是最常见的男子性功能障碍性疾病。

65.1.2 病因病理

(1) 西医病因病理

阳痿多数属功能性，少数属器质性，其常见的原因有以下几方面：精神神经因素、神经系统病变、内分泌病变、泌尿生殖器官病变、药物影响、慢性疲劳。阳痿的病因复杂，病理机制的研究正处在逐步完善之中，其确切的发病机制目前尚不十分清楚，根据阳痿发生的原因，可分为心理性、器质性和医源性三大类。

(2) 中医病因病机

阳痿病位主要在肾、肝、脾。因肾为先天之本，主生殖而司二阴；肝藏血，主筋其经脉绕阴器，前阴为宗筋之所聚；脾为后天之本，气血生化之源，与阳明胃为表里，阳明主润宗筋。病因为情志内伤、湿热、瘀血、痰湿、寒邪、虚损；基本病机为肝郁气滞，实邪内阻，宗筋不用；或脏腑虚损，精血不足，宗筋失养。

65.1.3 临床表现

阴茎不能完全勃起或勃起不坚，以至于不能圆满进行正常的性生活。年轻人由于与性伙伴情感交流不充分或性行为习惯不统一，而出现焦虑和急躁并伴有阳痿。偶有发生阳痿，在下一次性生活时完全正常，可能是一时紧张或劳累所致，不属于病态。阳痿虽然频繁发生，但于清晨或自慰时阴茎可以勃起并可维持一段时间，多是由心理因素引起。阳痿持续存在并不断进展，多为器质性病变所引起。

65.1.4 临床诊断

西医诊断：除做血、尿分析，前列腺液及精液常规，肝、肾功能，血电解质，血糖、血脂，甲状腺功能以外，还应测定血清睾酮、促甲状腺激素、黄体生成素、催乳素等，患阳痿的病人，血清睾酮并不一定都低，怀疑有脑垂体瘤者，需做颅脑X线摄片或CT断层扫描片，以明确诊断。

中医诊断：

命门火衰：多见于老年。性欲冷淡，阳事不举，精薄清冷，面色㿠白，喜热畏寒，精神委靡，头昏乏力，腰脊酸软。舌淡苔白，脉沉细。

肾阴亏损：性欲淡漠，阳痿难举。火旺者可性欲旺盛，但举而不足，时间短暂，多伴欲后汗多心悸，口渴喜饮，腰膝酸软，足跟疼痛，溲黄便干。脉细带数，舌红苔少，或有剥苔、龟裂等。

肝经郁滞：阳痿不举，或举而不坚，或性欲淡漠，伴忧愁烦恼，悲观失望，胸闷叹气，胁痛腹胀。舌质淡红，脉弦。

瘀阻络脉：阳举微弱，甚或无勃起，阳痿日久，治疗效差。舌质紫暗或有瘀点，脉涩不利。

湿热下注：阴茎痿软，阴囊潮湿，睾丸胀痛，或有血精，茎中痒痛，尿黄混浊，尿后余沥，或尿有臊气，身体困倦，口中干黏。舌苔黄腻，脉来濡数。

65.2 脐疗优势技术在阳痿中的临床应用

技术一

取穴 神阙穴。

用药 木鳖子5个，桂枝、狗骨各9g，干姜、花椒各3g。

药物制备 共研细末，人乳或蜂蜜调和。

操作规程 敷于肚脐，外加胶布固定，3天更换1次，7次为1个疗程。

主治 用于阳痿。

技术二

取穴 神阙穴。

用药 天雄、附子、川乌各6g，桂心、官桂、桂枝、细辛、干姜、川椒各60g。

药物制备 共切片，麻油浸，煎熬去渣，滤净熬，徐徐下黄丹，手不住搅，滴水不散为度，摊膏贴敷。

操作规程　加鸦片少许于膏上，贴脐中及丹田处。

主治　用于肾阳虚衰之阳痿。

技术三

取穴　神阙穴、曲骨穴。

用药　白蒺藜30g，细辛30g，生硫黄30g，吴茱萸15g，穿山甲10g，制马钱子10g，冰片5g。

药物制备　共研细末，备用。

操作规程　每用3g津调敷脐，并敷曲骨穴，胶布固定，2日换药，上用热水袋熨之。

主治　用于阳痿。

技术四

取穴　神阙穴。

用药　五味子6g，炙黄芪6g，硫黄3g，炮穿山甲2片，麝香0.3g。

药物制备　上药混合共研细末，用大附子1个挖空，将上药末装入，再将附子放入250ml白酒中，微火煮附子至酒干，取出附子捣烂成膏。

操作规程　取麝香放入脐中，再用上药膏敷上，包扎固定，3天取下，隔10天敷药1次，一般3～5天可病愈。

主治　用于阳痿，头晕目眩，精神委靡，腰腿酸软。

技术五

取穴　神阙穴。

用药　急性子30g，天生黄30g，蜈蚣10条，炮山甲10g，麝香0.5g，面粉适量，黄酒适量。

药物制备　将前5味药混合研末，加入面粉适量拌匀，再将煮热的黄酒倒入，调和成2个药饼备用。

操作规程　取药饼2个，1个贴脐，另一个贴曲骨穴，盖以纱布，胶布固定，再以热水袋置脐上熨30分钟。每天1次，10天为1个疗程。

主治　用于阳痿不举，腰膝酸软，畏寒肢冷，气短乏力，脉细数。

技术六

取穴　神阙穴。

用药　细辛、丁香、淫羊藿、蛇床子、蜈蚣、麝香、肉桂各等份。

药物制备 将上药研细末，瓶装备用。

操作规程 使用前，先用热毛巾熨脐部 10 分钟，然后取 1 小匙药末，用酒调成糊状，敷贴在脐中，外用麝香止痛膏固定，勿让漏气，再用热水袋放止痛膏上热敷 30 分钟，1 天 1 换，15 天为 1 个疗程，如对止痛膏过敏者，可以改用绷带固定。

主治 用于阳痿。本方功能是补肾壮阳，疏肝理气，活血化瘀，健脾通络，能降低血液黏稠度，扩张动脉血管，改善阴茎内的血液循环，促使阴茎动脉血量峰值的上升，使阴茎勃起所需的血流量升高。

66 前列腺肥大

66.1 概述

66.1.1 概念

前列腺增生症，旧称前列腺肥大，是老年男子常见疾病之一，为前列腺的一种良性病变。

66.1.2 病因病理

（1）西医病因病理

发病原因与人体内雄激素与雌激素的平衡失调有关。病变起源于后尿道黏膜下的中叶或侧叶的腺组织、结缔组织及平滑肌组织，形成混合性圆球状结节。以两侧叶和中叶增生为明显，突入膀胱或尿道内，压迫膀胱颈部或尿道，引起下尿路梗阻。前列腺增生引起梗阻时，膀胱逼尿肌增厚，黏膜出现小梁、小室和憩室。长期的排尿困难使膀胱高度扩张，膀胱壁变薄，膀胱内压增高，输尿管末端丧失其活瓣作用，产生膀胱输尿管反流。

（2）中医病因病机

本病的病理基础是年老肾气虚衰，气化不利，血行不畅，与肾和膀胱的功能失调有关。

66.1.3 临床表现

尿频：为最早表现，首先为夜间尿频，随后白天也出现尿频。后期膀胱逼尿肌失代偿后剩余尿增多，膀胱有效容量减少，也使尿频更加严重。

排尿困难：进行性排尿困难为该病的显著特点，表现为排尿起始延缓、尿线变细、射程缩短、尿后滴沥等。

血尿：前列腺黏膜上毛细血管充血及小血管扩张，并受到膀胱充盈、收缩的牵拉而破裂出血。并发膀胱肿瘤时也会出现血尿。

66.1.4 临床诊断

（1）西医诊断

尿常规注意发现有无并发尿路感染。

血液常规及生化检查：血红蛋白降低，尿素氮升高提示尿毒症。

肛门指检：检查肛门括约肌张力（区别神经源性膀胱）和前列腺情况，注意前列腺大小，中央沟是否消失，有无结节、前列腺硬度，有无压痛等。

体格检查：检查患者反应是否迟钝、有无贫血、有无浮肿。高血压（认定或除外早期尿毒症的线索）；腹部有无包块及位置（判定尿路梗阻的代偿期还是失代偿期）；尿道有无分泌物，附睾是否肿大（判断有无并发感染）。

（2）中医诊断

膀胱积热证：小便灼热黄赤，滴沥不爽，欲解不利，少腹胀满，隐痛拒按，甚则小便不通，点滴难行，口干不欲饮，大便秘结，舌红脉数。

肺气郁闭证：小便不通，少腹胀满，寒热咳嗽，茎中作痛，口渴喜饮，脉来沉数，苔薄微黄。

浊瘀阻塞证：小便滴沥不畅，或尿细如线，或阻塞不通，小腹胀满隐痛，舌紫暗有瘀点，脉涩或细数。

阴虚火旺证：小便频数，淋漓不畅，时发时止，遇劳即发，经久不愈，伴有头晕耳鸣，口干便燥，舌红苔少，脉来细数。

肾阳虚衰证：排尿无力，滴沥不爽，尿液澄清，面色㿠白，神疲气弱，倦怠无力，肢冷畏寒，腰膝酸困，舌淡苔白，脉沉细弱。

脾气虚弱证：时欲小便，而欲解不得，或量少而不爽利，腹重肛坠，似欲大便，神疲气短，身体倦怠，舌质淡，脉缓弱。

66.2 脐疗技术在前列腺肥大中的临床应用

技术一

取穴 神阙穴。

用药 独头蒜1个，栀子3枚，食盐少许。

药物制备 上药共捣烂，摊于纸上或纱布上。

操作规程 敷于肚脐，外加胶布固定，每日或隔日1次。

主治 用于湿热下注型癃闭。

技术二

取穴 神阙穴。

用药 寒水石60g，滑石、发灰、车前子、木通各20g，葱白适量。

药物制备 将前5味药混合研成细末，备用。

操作规程 取药末适量加入葱白共捣烂如膏状，敷于患者脐部，盖以纱布，胶布固定。

主治　用于膀胱湿热而致小便量少，热赤成团，小腹胀满，口渴不欲饮，舌红脉细数。

技术三

取穴　神阙穴。

用药　葱白、大蒜、生姜各适量。

药物制备　将上药混合共捣烂如膏状。

操作规程　取药膏适量，敷于患者脐孔上，盖以纱布，胶布固定，每天换药1次。

主治　用于中气不足而致癃闭。

技术四

取穴　神阙穴。

用药　大蒜头3瓣，牛山栀子3枚，净芒硝3g。

药物制备　先将山栀子研成细末，加入大蒜共捣烂如泥状，再加入芒硝共捣烂，备用。

操作规程　取山药纳入患者脐内，外加胶布紧贴之，每天换药1次，敷至小便得通利方可停药。

主治　用于老年小便鼻塞不通。

技术五

取穴　神阙穴。

用药　鲜车前草1棵，大田螺1个，冰片1g。

药物制备　先将车前草洗净捣烂，加入田螺和冰片再捣烂至及匀的泥状膏备用。

操作规程　取上药泥直接敷于患者脐部，外用绷带束紧，每天换药1次，连续敷药3～4次。

主治　用于前列腺肥大、小便潴留不通。

技术六

取穴　神阙穴。

用药　皂角15g，半夏10g，麝香0.3g，面粉适量，生姜数片。

药物制备　先将皂角与半夏共研成细末，加入麝香、面粉调匀，以黄酒适量调和药末如厚泥状，制成圆形药饼备用。

操作规程 取药饼1块贴患者脐眼上，以生姜片覆盖，再用纱布覆盖，胶布固定，另外再用热水袋放在药饼上熨之。

主治 用于老年性前列腺肥大属寒者，症见小便点滴而下甚至小便闭塞不通，腰膝畏寒，四肢欠温，舌淡苔白，脉沉迟。

技术七

取穴 神阙穴。

用药 肉桂15g，附子15g，葱白30g，面粉少许。

药物制备 先将肉桂、附子混合研成细末，加入葱白共捣烂如泥，再掺入面粉调匀，做成圆形如桂圆大药丸。

操作规程 取药丸1个，填入患者脐孔中，盖以纱布，胶布固定。

主治 用于肾气不足型癃闭。

67 慢性前列腺炎

67.1 概述

67.1.1 概念

慢性细菌性前列腺炎是由一种或数种病原菌引起的前列腺非急性感染，在前列腺相关疾病中较少见

67.1.2 病因病理

（1）西医病因病理

与急性细菌性前列腺炎一样，致病菌为革兰阴性需氧菌，如大肠杆菌和铜绿假单胞菌，某些临床学家则认为革兰阳性细菌（如葡萄球菌、链球菌、类白喉菌）也可引起前列腺炎，但与革兰阴性菌引起的前列腺感染不同，革兰阳性菌引起的前列腺感染很少迁延不愈或导致感染反复发作，除肠球菌引起的前列腺炎例外，但也有许多作者对革兰阳性菌引起慢性前列腺炎持怀疑态度，目前有证据表明衣原体，支原体也可引起前列腺感染，但较少见。

（2）中医病因病机

慢性前列腺炎属于中医的“淋证”范畴。“淋证”在古代多认为是湿热下注、肾虚与瘀血所致。现代通过诸多学者专门研究，以及长期临床实践，认为慢性前列腺炎主要由血瘀所致，其次是湿热，再者是肾虚。

67.1.3 临床表现

排尿不适：可出现膀胱刺激征，如尿频，排尿时尿道灼热，疼痛并放射到阴茎头部，清晨尿道口可有黏液等分泌物，还可出现排尿困难的感觉。

局部症状：后尿道，会阴和肛门处坠胀不适感，下蹲大便及长时间坐在椅凳上胀痛加重。

放射性疼痛：慢性前列腺炎的疼痛并不止局限在尿道和会阴，还会向其附近放射，以下腰痛最为多见，另外，阴茎、精索、睾丸阴囊、小腹、腹股沟区（大腿根部）、大腿及直肠等处均可受累，需要指出的是，慢性前列腺炎引起的腰痛在下腰部，与骨科原因的腰痛如肌筋膜炎，腰肌劳损等虽易混淆，但后者多在系

皮带处附近，较前列腺炎引起的腰痛位置偏高，可以鉴别。

性功能障碍：慢性前列腺炎可引起性欲减退和射精痛，射精过早症，并影响精液质量，在排尿后或大便时还可以出现尿道口流白，并发精囊炎时可出现血精。

其他症状：慢性前列腺炎可并发神经衰弱症，表现出乏力、头晕、失眠等；长期持久的前列腺炎症甚至可引起身体的变态反应，出现结膜炎、关节炎等病变。

67.1.4 临床诊断

（1）西医诊断

根据临床表现并结合实验室检查和X线检查可以诊断。

（2）中医诊断

湿热下注：多为慢性前列腺炎之重度症状，一般表现为小便短赤、混浊，尿频尿急，尿道涩痛或灼热疼痛，少腹及会阴部胀痛，大便秘结，尿道口滴白量多、口中干苦而黏，舌红苔黄腻，脉弦滑数。

肾阳亏虚：尿频质清，尿道滴白，腰骶疼痛，形寒肢冷，小腹或会阴部、睾丸、精索等处胀痛有冷感，阴囊和阴茎冷缩，头昏、头晕、阳痿、遗精、早泄，舌质淡胖，或有齿痕，脉沉细无力。

中气不足：小便清长，或尿频而不痛，尿终滴白，会阴部坠胀感明显，面色苍白，神疲乏力，少气懒言，心悸自汗，纳谷不香，以上症状劳累后加重，舌淡而胖大，边有齿痕，脉细弱。

气滞血瘀：一般病程较长，经久难愈，病情顽固，颜面可有黑斑，尿末滴白量少，主诉以疼痛为主、少腹、会阴部、腰骶、尿道等处刺痛或胀痛，直肠指检腺体硬韧或缩小，或有结节，前列腺液不易取出，舌质紫暗，或有瘀斑、瘀点，舌下静脉怒张，脉弦。

67.2 脐疗优势治疗技术的临床应用

技术一

取穴 神阙穴。

用药 龙胆草15g，鲜车前子30g，冰片1.5g。

药物制备 龙胆草研细末，再入车前子、冰片共捣烂，备用。

操作规程 取山药糕适量，敷于患者脐上，按紧，盖以纱布，胶布固定，没日换药1次，病愈为度。

主治 用于慢性前列腺炎而致尿浊。

技术二

取穴 神阙穴。

用药 椿根皮90g，干姜、白芍、黄柏各30g，麻油、黄丹各适量。

药物制备 上药除黄丹外，其余进入麻油中半天，移到锅内，用文武火煎熬，至枯黄色后，过滤去渣，再熬油至滴水成珠时离火，徐徐加入黄丹，并不断搅拌，收膏，倒入冷水中浸泡3~5天去火毒每天换药1次，然后取出膏药肉晾干，置阴凉处贮存。

操作规程 用时取膏药肉置火上溶化，分摊于纸或布上，每帖重20~30g，贴敷于患者脐上。每3天换药1次。

主治 用于湿热内蕴而致小便混浊或白或赤，尿道有涩热感。

技术三

取穴 神阙穴。

用药 制牡蛎30g，大蒜45g。

药物制备 将牡蛎研成细末，与大蒜共捣烂如泥状，备用。

操作规程 取药泥适量，敷于患者脐部，盖以纱布，胶布固定，每天换药1次，7次为1个疗程。

主治 用于小便混浊如白浆，小腹坠胀，尿意不畅，神疲乏力，舌淡，脉虚软。

68 针眼

68.1 概述

68.1.1 概念

针眼就是麦粒肿（睑腺炎），是指睑组织的化脓性炎症，又称急性睑腺炎。病位在皮腺处者称外麦粒肿，睑板腺受累则称内麦粒肿。

68.1.2 病因病理

（1）西医病因病理

眼睛过度劳累，使眼睛四周的眼轮肌收缩，而把腺体开口堵塞；用不干净的手去揉擦眼睛，使细菌自腺体开口处跑进去；与食物有关的过敏，如有些人嗜食海鲜、巧克力等导致睫毛毛囊附近的皮脂腺或睑板腺的急性炎症。

（2）中医病因病机

风热或脾胃热毒、脾胃湿热。

病位：胞睑，与脾胃相关。

基本病机：风热或脾胃热毒、脾胃湿热上犯胞睑。

68.1.3 临床表现

外麦粒肿是指睫毛根部的皮脂腺或毛囊的急性炎症。它的特点是眼睑局限性红肿、疼痛、局部有小硬结，并有压痛。严重时整个眼睑红肿，患侧耳前淋巴结肿大、压痛。数日后，毛囊根部出现黄色脓点，不久溃破排脓，症状消失而痊愈。

内麦粒肿是指眼睑里的睑板腺的急性化脓性炎症。其症状与外麦粒肿相似。但因炎症位于较坚实的睑板组织内，故疼痛较剧，炎症持续的时间也较长，数日后在睑结合膜面出现黄色脓点，最后溃破睑结合膜排脓，炎症逐渐消失而痊愈。

68.1.4 临床诊断

（1）西医诊断

眼睑局限红、肿、热，可触及硬结及压痛。结膜面充血，并有脓点。可触及耳前肿大淋巴结，压痛。

（2）中医诊断

本病以胞睑局部红肿热痛，并可扪及疼痛、硬结为临床特征。初起伴有痒痛微作，苔薄黄，脉浮数者为风热型；伴有疼痛，或有黄白色脓点，口渴便秘，舌红苔黄，脉数者为热毒型；针眼反复发作，伴面色少华，便秘，舌红苔薄黄，脉细数者为脾虚湿蕴型。

68.2　脐疗技术在针眼中的临床应用

技术一

取穴　神阙穴。

用药　食盐适量。

药物制备　研细末。

操作规程　患者仰卧，将食盐放脐内，以填满并隆起为度，上盖小纸片或小布片，再用橡皮膏固定，每日1换，一般3天后即可消肿，痊愈。

主治　用于针眼。

69 急性结膜炎

69.1 概述

69.1.1 概念

流行性出血性结膜炎是一种暴发流行的、剧烈的急性结膜炎，俗称“红眼”，多发生于夏秋季节，其致病的病原体为肠道病毒 70 型。本病特点是发病急、传染性强、刺激症状重，结膜高度充血、水肿，并发结膜下出血、角膜损害及耳前淋巴结肿大。

69.1.2 病因病理

（1）西医病因病理

常见的致病菌为肺炎双球菌 Kochweeks 杆菌，流行性感冒杆菌，金黄色葡萄球菌和链球菌也可见到，后两种细菌平常可寄生于结膜囊内，不引起结膜炎，但在其他结膜病变及局部或全身抵抗力降低时有时也可引起急性结膜炎的发作，细菌可以通过多种媒介直接接触结膜，在公共场所，集体单位如幼儿园、学校及家庭中迅速蔓延，导致流行，特别是在春、秋两季。

（2）中医病因病机

久患热病未瘥，则肺热内蕴；素来饮食不节，则胃热内酿。肺胃积热，当然容易感染时毒疠气，内外合邪于白睛胞睑，其病乃生，而主要矛盾在“肺热”。

69.1.3 临床表现

有剧烈的疼痛、畏光、流泪等重度刺激症状和水样分泌物；眼睑红肿，结膜高度充血、水肿，球结膜下点、片状或广泛出血；角膜弥漫点状上皮脱落，荧光素着色；耳前或颌下淋巴结肿大。

69.1.4 临床诊断

（1）西医诊断

暴发流行，传染性强。有剧烈的疼痛、畏光、流泪等重度刺激症状和水样分泌物。结膜高度充血、水肿，球结膜下出血。角膜弥漫点状上皮脱落。耳前或颌下淋巴结肿大。个别病例结膜炎消退后出现下肢麻痹。

（2）中医诊断

肺阴不足：隐涩微痛，眵泪不结，白睛颗粒不甚高起，周围血丝淡红，病久难愈或反复再发。可兼干咳，五心烦热，便秘等，舌偏红，脉细。

肺经燥热：患眼沙涩不适，流泪，白睛上小疱样隆起，其周赤脉红丝相绕。可兼见口渴鼻干，便秘溲赤，舌红苔黄，脉数有力。

69.2　脐疗优势治疗技术的临床应用

技术一

取穴　神阙穴。

用药　黄连60g，芒硝120g，牙皂30g，菊花10g，冰片0.5g。

药物制备　共研细末，以鸡蛋清调之。

操作规程　敷脐部及太阳穴，病愈为止。

主治　用于急性结膜炎。

70 慢性咽炎

70.1 概述

70.1.1 概念

慢性咽炎为咽黏膜、黏膜下及淋巴组织的慢性炎症。弥漫性咽部炎症常为上呼吸道慢性炎症的一部分；局限性咽部炎症则多为咽淋巴组织炎症。本病在临床中常见，病程长，症状容易反复发作。

70.1.2 病因病理

（1）西医病因病理

急性咽炎的反复发作这是导致慢性咽炎的主要原因。咽部邻近的上呼吸道病变如鼻腔、鼻窦、鼻咽部的慢性炎症，可因炎性分泌物经后鼻孔倒流至咽部刺激咽部黏膜；慢性鼻炎、鼻中隔偏曲、慢性鼻窦炎、腺样体肥大、鼾症或鼻腔鼻窦及鼻咽部占位性病变等疾病由于影响鼻腔通气，造成长期张口呼吸，引起咽部黏膜长期过度干燥而导致慢性咽炎。

（2）中医病因病机

由于情志所伤、忧虑过度，爱生闷气而致的肝郁气滞，久郁化火，再者由于肾阴不足、水不制火、虚火上炎、消灼肺金、熏燎咽喉而致。

70.1.3 临床表现

慢性咽炎多见于成年人，儿童也可出现。全身症状均不明显，以局部症状为主。各型慢性咽炎症状大致相似且多种多样，如咽部不适感、异物感、咽部分泌物不易咯出、咽部痒感、烧灼感、干燥感或刺激感，还可有微痛感。由于咽后壁通常因咽部慢性炎症造成较黏稠分泌物黏附，以及由于鼻、鼻窦、鼻咽部病变造成夜间张口呼吸，常在晨起时出现刺激性咳嗽及恶心。由于咽部异物感可表现为频繁吞咽。咽部分泌物少且不易咳出者常表现为习惯性的干咳及清嗓子咯痰动作，若用力咳嗽或清嗓子可引起咽部黏膜出血，造成分泌物中带血。

70.1.4　临床诊断

（1）西医诊断

根据患者的连续咽部不适感3个月以上的病史，结合患者咽部黏膜慢性充血，小血管曲张，呈暗红色，表面有少量黏稠分泌物或咽后壁多个颗粒状滤泡隆起，呈慢性充血状，咽侧索淋巴组织增厚呈条索状，或咽黏膜干燥、菲薄，覆盖脓性干痂，可诊断慢性咽炎，但应注意许多全身性疾病（特别是肿瘤）的早期可能仅有与慢性咽炎相似的症状。

（2）中医诊断

阴虚火炎：咽部不适，痛势隐隐，有异物感，黏痰量少，伴有午后烦热，腰腿酸软，舌质红，脉象细数。

痰阻血瘀：咽部干涩，痛呈刺痛，咽肌膜深红，常因频频清嗓而恶心不适。舌质红，苔黄腻，脉滑而数。

阴虚津枯：咽干甚痒，灼热燥痛，饮水后痛可暂缓，异物感明显，夜间多梦，耳鸣眼花。舌质红少津，脉细数。

70.2　脐疗技术在慢性咽炎中的临床应用

技术一

取穴　神阙穴。

用药　白芥子、山栀子各20g，白芷、使君子、皂角、川芎、草乌、桃仁、芦荟、杏仁各10g，细辛5g，冰片少量。

药物制备　以上药物研为细末，用生姜汁为膏。

操作规程　敷脐部，每日1次。

主治　用于慢性咽炎。

71 过敏性鼻炎

71.1 概述

71.1.1 概念

过敏性鼻炎即变应性鼻炎，是指特应性个体接触变应原后主要由 IgE 介导的介质（主要是组胺）释放，并有多种免疫活性细胞和细胞因子等参与的鼻黏膜非感染性炎性疾病。

71.1.2 病因病理

（1）西医病因病理

过敏性鼻炎是一种由基因与环境互相作用而诱发的多因素疾病，过敏性鼻炎的危险因素可能存在于所有年龄段。遗传因素过敏性鼻炎患者具有特应性体质，通常显示出家族聚集性，已有研究发现某些基因与过敏性鼻炎相关联。过敏原暴露过敏原是诱导特异性 IgE 抗体并与之发生反应的抗原。它们多来源于动物、植物、昆虫、真菌或职业性物质。其成分是蛋白质或糖蛋白，极少数是多聚糖。过敏原主要分为吸入性过敏原和食物性过敏原。

（2）中医病因病机

本病的发生，内因多为脏腑功能失调，外因多为感受风寒，异气之邪侵袭鼻窍而致。

71.1.3 临床表现

过敏性鼻炎的典型症状主要是阵发性喷嚏、清水样鼻涕、鼻塞和鼻痒。部分伴有嗅觉减退。

喷嚏：每天数次阵发性发作，每次多于 3 个，多在晨起或者夜晚或接触过敏源后立刻发作。

清涕：大量清水样鼻涕，有时可不自觉从鼻孔滴下。

鼻塞：间歇或持续，单侧或双侧，轻重程度不一。

鼻痒：大多数患者鼻内发痒，花粉症患者可伴眼痒、耳痒和咽痒。

检查：鼻黏膜苍白、双下甲水肿，总鼻道及鼻底可见清涕或黏涕。

71.1.4 临床诊断

(1) 西医诊断

临床症状喷嚏、清水样涕、鼻塞、鼻痒等症状出现 2 项以上（含 2 项），每天症状持续或累计在 1 小时以上。可伴有眼痒、结膜充血等眼部症状。体征常见鼻黏膜苍白、水肿、鼻腔水样分泌物。过敏原皮肤点刺试验阳性，和（或）血清特异性 IgE 阳性，必要时可行鼻激发试验。

(2) 中医诊断

肺气虚弱，感受风寒：肺气虚弱，会引起卫外功能不足，卫表不固，腠理疏松，风寒之邪则易乘虚而入，肺受寒邪，肺气不得通调，鼻为肺窍，肺气不宣，鼻窍不利，而致鼻鼽。

脾气虚弱：可导致肺气不足，肺失宣降，则津液停聚，使寒湿久凝鼻部而致病。

肾气亏虚：肾虚者，鼻鼽多为长年性，鼻痒不适，喷嚏连连，时间较长。肾的阳气不足，寒水上泛，则致鼻流清涕。

71.2 脐疗技术在慢性鼻炎的临床应用

技术一

取穴 神阙穴。

用药 白芷、苍耳子、细辛、辛夷、荆芥各等份。

药物制备 以上药物研为细末备用。

操作规程 取药粉 10g，加白凡士林调成糊状，敷患者脐上，上置无底塑料瓶 1 支，紧扣于神阙穴上，倒入 55℃的溶蜡于瓶中，外盖浴巾保温，20 分钟后取下塑料瓶，用风茄膏贴脐中，每日 1 次，10 次为 1 个疗程。

主治 用于过敏性鼻炎。

72 面肌痉挛

72.1 概述

72.1.1 概念

面肌痉挛又称面肌抽搐，表现为一侧面部不自主抽搐。抽搐呈阵发性且不规则，程度不等，可因疲倦、精神紧张及自主运动等而加重。起病多从眼轮匝肌开始，然后涉及整个面部。本病多在中年后发生，常见于女性。

72.1.2 病因病理

（1）西医病因病理

面肌痉挛的发病原因的现代医学认为，由于某种压迫使面神经传导发生病理性干扰所致，大部分病人是由于正常的血管交叉压迫，如小脑后下动脉、小脑前下动脉、椎神经动脉压迫，偶尔由于动脉瘤、动静脉畸形或脑瘤等面神经根部的压迫所致。另一部分患者为特发性面神经瘫痪，恢复后出现继发性的患侧面肌痉挛。可能为面神经炎导致神经脱髓鞘的病理改变而未能恢复正常。仍存在部分的髓鞘脱失，使面神经的电传导易受泛化所致，或面神经炎累及脑干内神经核团，形成类似癫痫病灶而产生面部肌肉的发作性抽动。极少数患者为外伤肿瘤或外科手术后出现患侧面肌痉挛。可能为面神经的恢复过程中与其他脑神经出现短路，当其他神经兴奋时也出现一侧面部肌肉抽动。

（2）中医病因病机

面肌痉挛的发病原因传统医学认为是由于面肌痉挛是因素体阴亏或体弱气虚引起阴虚、血少、筋脉失养或风寒上扰于面部而致，病位在面部阳经与肝、脾、肾、胆、胃、脏腑相关；病性或虚或实。

72.1.3 临床表现

原发性面肌痉挛多数在中年以后发病，女性较多。病程初期多为一侧眼轮匝肌阵发性不自主的抽搐，逐渐缓慢扩展至一侧面部的其他面肌，口角肌肉的抽搐最易为人注意，严重者甚至可累及同侧的颈阔肌，但额肌较少累及。抽搐的程度轻重不等，为阵发性、快速、不规律的抽搐。初起抽搐较轻，持续仅几秒，以后逐渐抽搐时间变长，而间歇时间逐渐缩短，抽搐逐渐频繁加重。严重者呈强直性，致同侧眼不能睁开，口角向同侧歪斜，无法说话，常因疲倦、精神紧张、自主运动而加剧，但不能自行模仿或控制其发作。一次抽搐短则数秒，长至十余分钟，间歇期长短不定，病人感到心烦意乱，无法工作或学习，严重影响着病人的身心健康。入眠后多数抽搐停止。双侧面肌痉挛者甚少见。若有，往往是两侧先后起病，多一侧抽搐停止后，另一侧再发作，而且抽搐一侧轻另一侧轻重，双侧同时发病、同时抽搐者未见报道。少数病人于抽搐时伴有面部轻度疼痛，个别病例可伴有同侧头痛、耳鸣。

72.1.4 临床诊断

（1）西医诊断

患侧眼裂较健侧缩小，鼻唇沟较健侧加深；再紧闭患侧眼时，出现口角和鼻翼一起向上、向外牵引的动作；患侧面部有笨拙感觉；面肌频繁抽动，可导致心烦，注意力不集中。

（2）中医诊断

肝气抑郁型：颜面抽搐，头晕耳鸣，精神不振，或伴有哭闹，每因情志波动而诱发。舌红，苔薄白，脉弦缓。

肝血亏虚型：颜面抽搐，时发时止，伴有头晕目眩，舌红苔少，脉弦细无力。肝风内动型：颜面抽搐，时感头痛头晕，每遇到不快抽搐加剧，舌暗红，苔薄白偏干，脉弦细有力。治疗宜平肝息风。

风痰阻络型：颜面抽搐，患侧面肌麻木感，伴有面部浮虚，眩晕咳痰，口干不欲饮，舌体胖大，苔薄白润，脉弦滑。

风寒侵袭型：突然颜面抽搐，伴有头痛，鼻塞，恶寒，眼睛流泪，舌淡红，苔薄白，脉浮。治疗宜疏散风寒，佐以解痉。

72.2 脐疗技术在面肌痉挛中的临床应用

技术一

取穴 神阙穴。

用药 天麻、防风、白芷、芥穗、羌活、辛夷、细辛、全蝎、僵蚕、白附子各等量。

药物制备 上药共研细末，备用。

操作规程 临用时先以酒精消毒脐窝皮肤，趁湿倒入药末填满脐孔，外用胶布固定。每2天换药1次，10次为1个疗程。

主治　用于面肌痉挛，一侧或双侧面肌不规则跳动，严重时出现半边面肌强烈抽搐，每天发作十次或上百次。

技术二

取穴　神阙穴。

用药　全蝎 10g，蜈蚣 6g，地西泮 12 片，卡马西平 16 片，地巴唑 10 片。

药物制备　上药共研细末，备用。

操作规程　每次取药粉 0.3g，填于脐内，外用伤湿止痛膏固定，每天换药 1 次，15 次为 1 个疗程，1 个疗程无效者改用其他疗法。

主治　用于面肌痉挛。